顎関節症
スプリント療法ハンドブック

顎関節症 臨床医の会 編

中沢 勝宏
田口 望
和気 裕之
髙野 直久
本田 公亮
島田 淳
羽毛田 匡
塚原 宏泰
佐藤 文明
澁谷 智明
野澤 健司
著

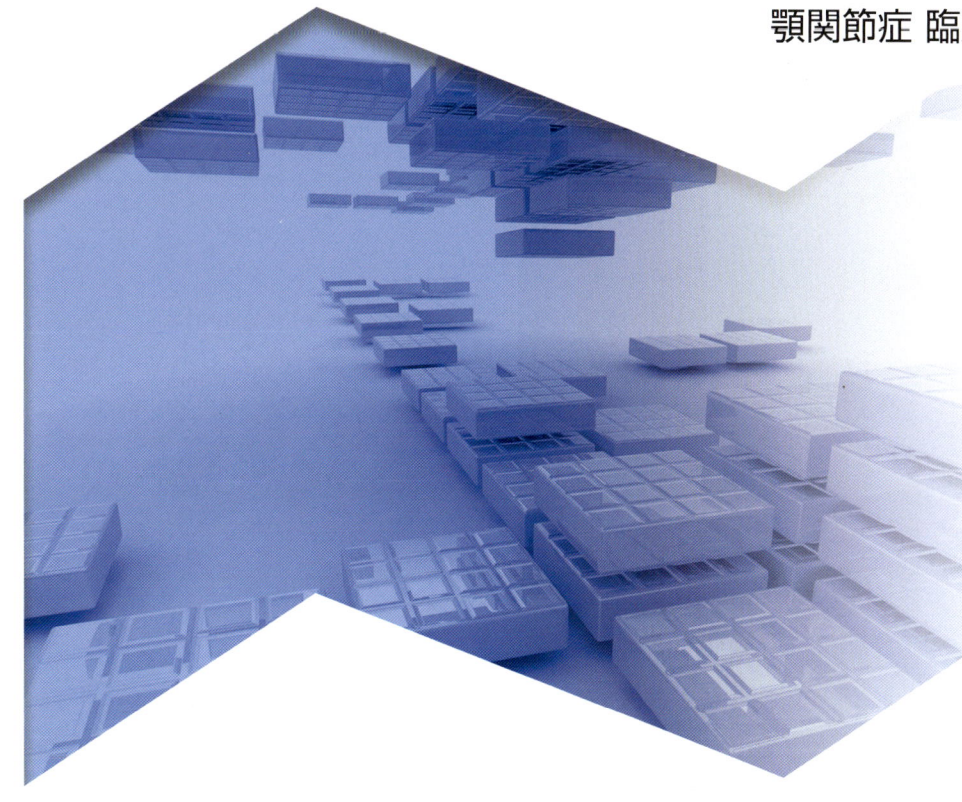

医歯薬出版株式会社

This book was originally published in Japanese
under the title of :

GAKUKANSETSUSHO SUPURINTORYOUHOU HANDOBUKKU
(Handbook of Sprint Therapy for TMD)

CLINICIAN GROUP SPECIALIZED IN TMD

© 2016 1st ed.

ISHIYAKU PUBLISHERS, INC.
  7-10, Honkomagome 1 chome, Bunkyo-ku,
  Tokyo 113-8612, Japan

序　文

　スプリントは顎関節症の治療だけでなく，ブラキシズムによる口腔組織の害を防ぐため，スポーツ外傷の予防や運動時の集中力を高めるため，などの目的においても使用される．これらさまざまな目的に有効かは現在でも議論のあるところだが，ときにはスプリントが顎関節や歯周組織に害をなすケースもある．

　特に顎関節症の治療目的で装着されたスプリントが，かえって症状悪化のきっかけになっていたり，効果が期待できないタイプのスプリントをみることも多い．たしかに，スプリントについてのエビデンスを集めると，あまり効果はないという記載もみられるし，このようなスプリントをめぐる現状を考えればその記載は当然な気もする．顎関節症を疑ったらとりあえずスプリントのようなものを装着する，という考え方の世界的な普及が，状況を悪くしていると考える．

　一方で，私たち臨床医の会のメンバーは，日常の歯科臨床でエビデンスとナラティブをきちんと見据えて顎関節治療を行い，期待された効果を得ることができている．このような理論的な裏づけのあるシステムで予想通りの効果が得られるスプリントの製作法，使用法，管理法をディスカッションし，重要なポイントを本書にまとめた．

　私たちのスプリントについてのディスカッションで中心となった話題は，「スプリントの機能はどこにあって，なぜ顎関節症の治療に使用できるのか？」ということである．いろいろな文献を読んで討論を重ねた結果，

　1．スプリントは筋肉に対しての直接的効果は期待できない
　2．スプリントは顎関節部の機械的負荷をコントロールできる
　3．スプリントは損傷を受けた顎関節部の治癒を促すことができる

これら3項目のコンセンサスが得られた．

　本書はこのコンセンサスを基にして，私たちのスプリントに対する考え方，製作法や使用法，症例報告などについて，執筆者である臨床医の会の先生方それぞれの方法を含めて，まとめたつもりである．

　臨床歯科医にとって手軽なハンドブックとしてお読みいただけたら幸いである．

中沢勝宏

目 次

第Ⅰ章 基礎編 ... 7

1. 顎関節症においてスプリント療法を行うにあたっての注意 ... 8
2. 現在の顎関節症の考え方とスプリント療法の役割 ... 9
3. スプリント療法を行うにあたっての基礎知識 ... 13
4. スプリント療法の臨床的基礎知識 Q&A ... 17

第Ⅱ章 スプリント製作の実際 —チェアサイドから技工操作まで— ... 23

1. チェアサイド—印象採得から咬合採得まで— ... 24
2. 技工操作〜スプリント製作（直接法） ... 28
3. 技工操作〜スプリント製作（間接法；ふりかけ法） ... 34
4. チェアサイド—スプリント装着・調整— ... 37
5. リポジショニングスプリント—チェアサイドから技工操作まで— ... 41

第Ⅲ章 DJDとスプリント療法 ... 47

（中沢勝宏）

第Ⅳ章 症例 ……… 57

1. 顎関節への負荷軽減を考慮したスプリントの工夫（島田　淳）……… 58
2. スプリントと運動療法の活用による3症例（塚原宏泰）……… 71
3. 顎関節円板に障害のある症例（髙野直久）……… 83
4. 痛みを伴う非復位性顎関節円板転位例におけるスプリント療法の意義
   ―パンピングマニピュレーションが奏効しなかった場合―（本田公亮）……… 89
5. 症状に合わせてスプリント治療を行った3症例（羽毛田　匡）……… 93
6. 可逆的なスプリント治療と，スプリント依存から脱却させる
   スプリント治療（佐藤文明）……… 102
7. スプリント療法の役割を考える（野澤健司）……… 108
8. 舌痛症，味覚異常を伴った顎関節症の1例（澁谷智明，和気裕之）……… 117
9. リポジショニングスプリントの簡便な作り方（中沢勝宏）……… 120

第Ⅴ章 まとめ ……… 127
（田口　望）

おわりに（和気裕之）……… 141

お読みいただくにあたって

1. スプリント（オクルーザルアプライアンス）について

　本書では，スタビライゼーションスプリントをスプリントと記載する．他のタイプのスプリントについては，それぞれの名称を記載する．

2. 中心位について

　スプリント療法では，下顎位の設定が重要となるが，「中心位」は定義がさまざまであり，現在はあまり使われなくなっている用語である．本書では，便宜的に中心位を「左右下顎頭前面が同じ力で関節結節後壁に密着しているときの下顎位で，そのときに関節円板が介在していても，していなくてもよい」と定義して用いる．顎関節部の治癒に伴い，この中心位は変化することがあるので，注意していただきたい．

　なお，上記の便宜上の中心位への設定が難しい場合は，十分なセルフケアの指導と適切な運動療法を行った後に，習慣性閉口位に設定してもよい．

3. リポジショニングスプリントについて

　顎関節への負荷を積極的に軽減することを目的としたスプリントで，下顎が後退し症状が悪化する場合には，リポジショニングスプリントが効果的である．しかし，リポジショニングスプリントを使用する場合には，そのメカニズムの十分な理解と副作用への注意が必要である．

　なお，本書におけるリポジショニングスプリントの大きな目的は，以前考えられていたように，関節円板を復位させることではなく，顎関節の負荷を軽減し，下顎頭のスムーズな動きを得ることである．

4. 運動療法について

　スプリント療法を行うにあたっては，セルフケア，運動療法を行うことが重要となるため，特に症例中には運動療法の記載が多くなっているが，実際の運動療法のやり方など，詳しくは「顎関節症 運動療法ハンドブック」（顎関節症臨床医の会編．医歯薬出版，2014）を参考にしていただきたい．

第Ⅰ章

基礎編

1 顎関節症においてスプリント療法を行うにあたっての注意

　顎関節症（**表 1，2**）を扱うにあたって一番重要なのは，現在の症状が顎関節症によるものであるかどうかの鑑別診断である．また，顎関節症であった場合でも，他の疾患との併存があるかどうか，心理社会的問題の関わりがどの程度あるかなどにも注意が必要である．本書では患者が顎関節症であるとの診断を前提として話を進めていくが，治療を開始する前の鑑別診断が重要であり，また，顎関節症の治療中に症状が悪化する場合は，状況をみて早めに再度診断を見直すとともに高次医療機関に紹介することが必要である．

　本書をお読みいただくにあたって，顎関節症の鑑別診断に関しては，日本顎関節学会ホームページや日本顎関節学会編『新編　顎関節症』（永末書店）など[1,2]を参考にしていただきたい．

表 1　顎関節症の概念（日本顎関節学会，2013）

> 　顎関節症は，顎関節や咀嚼筋の痛み，関節（雑）音，開口障害あるいは顎運動異常を主要症候とする障害の包括的診断名である．その病態は咀嚼筋痛障害，顎関節痛障害，顎関節円板障害および変形性顎関節症である．

表 2　顎関節症の病態分類（日本顎関節学会，2013 をもとに作成）

- 咀嚼筋痛障害（Ⅰ型）
- 顎関節痛障害（Ⅱ型）
- 顎関節円板障害（Ⅲ型）
    - a. 復位性
    - b. 非復位性
- 変形性顎関節症（Ⅳ型）

註 1：重複診断を承認する
註 2：顎関節円板障害の大部分は，関節円板の前方転位，前内方転位あるいは前外方転位であるが，内方転位，外方転位，後方転位，開口時の関節円板後方転位等を含む
註 3：間欠ロックの基本的な病態は復位性関節円板前方転位であることから，復位性顎関節円板障害に含める

2 現在の顎関節症の考え方とスプリント療法の役割

　顎関節症の発症原因として咬合が重要視されていた時代は，治療の第一選択はスタビライゼーションスプリントであった．現在，世界的に共通する顎関節症の概念（表3）は，原因は多因子性でself-limitingな疾患であり，生物・心理社会的（bio-psychosocial）モデルにマッチし，そして治療は保存療法が第一選択とされている．

　したがって，生活習慣・悪習癖の是正などのセルフケアが重要であり，これらを抜きに最初からスプリントを用いるべきではない．しかしこれはスプリント療法を行う機会が少なくなってきていることを意味するものではない．

　現在考えられている顎関節症の治療は，保存療法である認知行動療法，薬物療法および理学療法と言われている．しかしながら認知行動療法を適切に行うには，かなりの訓練が必要である．そのため実際に歯科医師が行う顎関節症に対する初期治療は，医療面接による簡易心理療法とセルフケア指導，薬物療法，理学療法，そしてスプリント療法が中心となる（表4）．

　顎関節症の病因は多因子性であり，その発症には，生体の問題，心理社会的問題，生活習慣，悪習癖などが積み重なり，個人の許容範囲を超えると発症すると考えられている（図1）．そのなかでも，生活習慣や悪習癖による慢性的な顎関節・咀嚼筋への過剰な負荷が大きく関わっていることが明らかとなり，これらへの指導・是正が，すなわち原因療法となる．

　顎関節症における生活習慣や悪習癖で一番問題となっているのは，上下歯列接触癖（Tooth Contacting Habit：TCH）であると言われている[4]．上下の歯列は，通常であれば1日20分程度しか接触しない．この時間が長くなると，顎関節腔内部の滑液の循環などが悪くなり，また顎関節にも持続的な機械的負荷が加わることにより，顎関節症症

表3　顎関節症における世界の共通認識（古谷野ほか，2012[2]）

① 顎関節症は臨床症状が類似した病態の，異なるいくつかの症型からなる包括的疾患名であること
② 生物・心理社会的モデルの枠のなかで管理される必要があること
③ 症状の自然消退が期待できる（self-limiting）疾患であるゆえ，まず可逆的な保存療法を優先させる

表4　現在考えられる顎関節症の初期治療

・簡易精神療法＋セルフケア指導
・薬物療法
・理学療法
・スプリント療法

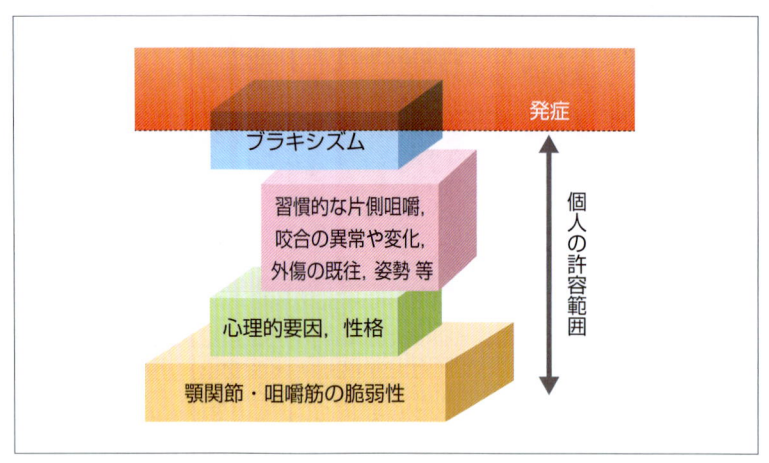

図1 顎関節症発症のメカニズム（和気，2015[3]）

状が生ずる．

　また，睡眠時の姿勢，特にうつ伏せ寝や片方を下にして寝る癖，頬杖，無意識の噛みしめ，スポーツ中の噛みしめなども，顎関節症の発症や症状増悪と関連があるとされている．

　ほかにも，睡眠時ブラキシズム，特にクレンチングが顎関節に持続的な負荷を与え，関節円板の転位や変形性顎関節症などを引き起こすとされている．臨床では，起床時に顎関節症症状を訴える患者は，睡眠中に顎関節への過負荷が生じている可能性が高く，起床時の症状を改善する方策を検討する必要がある．

　以上から，現在考えられている顎関節症におけるセルフケアは，すべて顎関節・咀嚼筋への負荷を軽減することにつながる．

　覚醒時の力の負荷に関しては，セルフケアの効果が期待できるが，睡眠時においてはどうであろうか．睡眠時に可能なセルフケアを考えてみると，睡眠前のリラクゼーションや自己暗示，睡眠時の姿勢の改善などがあるが，無意識下の力のコントロールは必ずしも容易ではない．つまり，睡眠時の負荷が症状と関連している可能性の強い症例においては，スプリントを装着して顎関節の機械的負担を軽減することが必要となる．

　顎関節症の症状は，大きく筋症状と関節症状に分けられる．筋症状は，器質的傷害がほとんどないことから，セルフケアによる過負荷の軽減により，大部分の症状が改善されると考えられる．また，筋症状は他覚的評価が難しいことから，痛み閾値の高低の問題や精神医学的問題への対応を検討することが必要な症例も存在する．さらに咀嚼筋が単独で筋痛を起こしていることは少なく，顎関節への器質的，機能的な負荷が病変を起こし，筋のスプリンティング（防御性筋収縮）が生じていることもある．以上から考えると，スプリントの適応は主に生活指導などのセルフケアの効果が期待できない睡眠時ブラキシズムに対して，咀嚼筋よりも顎関節の負荷を軽減することを目的に使用するべきであろう．

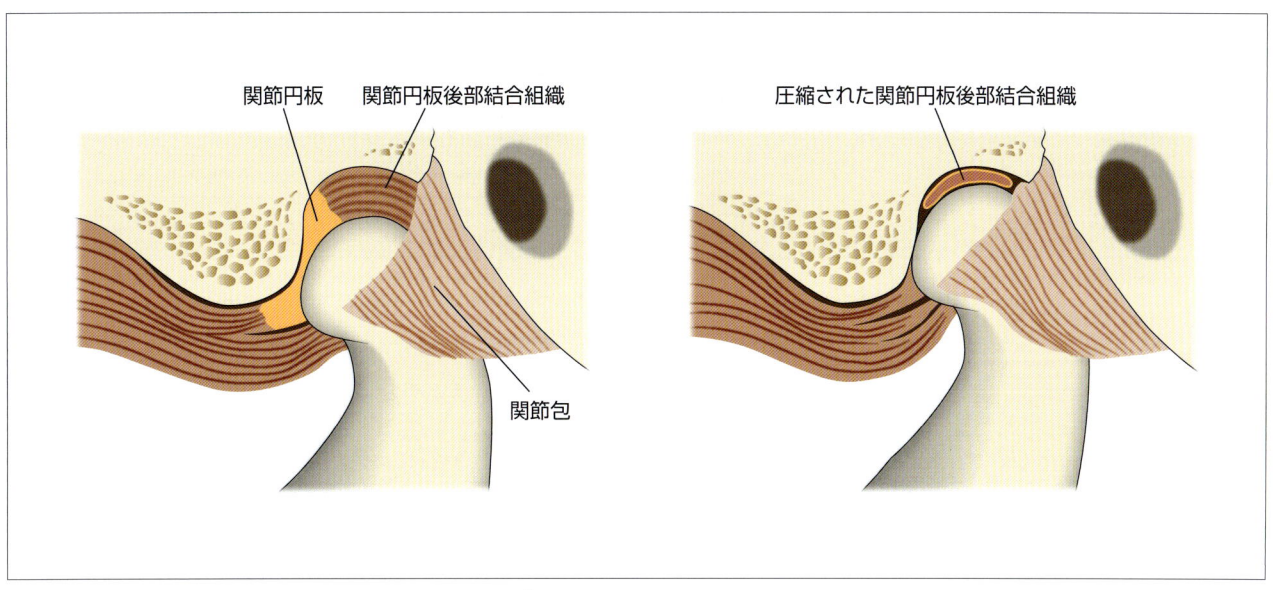

図2　関節円板後部結合組織の圧縮（中沢，2011[8]）

　これまでのスプリントの効果に関する研究は，主に咀嚼筋をターゲットにされてきた．これはブラキシズムが咀嚼筋の収縮により引き起こされていると考えられているからである．そして，ブラキシズム（主にクレンチング）による顎口腔系への過負荷は，歯の咬耗，補綴装置の摩耗，歯・補綴装置の破折などのさまざまな問題があるが，これらは視診で確認できるので，患者も歯科医師もわかりやすい．

　顎関節に関しては，関節円板の転位や変形性顎関節症（Degenerative Joint Disease：DJD，第Ⅲ章参照）が引き起こされるとされており，動物実験等では関節円板の転位や下顎頭の形態変化が生ずることが確認されている[5]．また，スプリントの作用機序の一つとして，関節内の負荷の軽減（コントロール）については，エビデンスの質はRandomized Controlled Trial（RCT）より劣るが，Nitzanら[6]やHuら[7]はスプリントの使用で顎関節症患者の関節内の負荷を軽減できると報告している．これは，関節性の顎関節症に対するスプリント療法の有効性を示している．

　特に近年話題となっているDJDは，そのリスクファクターとして，パラファンクションや，不適切な歯科治療による顎関節部への過負荷などによる微小外傷があげられており，また個体差（脆弱性），性ホルモンのアンバランス，年齢などの要素をが加わって個体の適応能力を超えたときに発症するとされている．

　顎関節は，下顎窩，関節結節および下顎頭からなり，下顎頭表面には関節軟骨がある．また，これらの構造物の間には通常関節円板が介在している．関節円板後部結合組織は2層に分かれ，その2層にはさまれた領域は非常に弾力に富んだ，血管や神経の豊富なスポンジ状の結合組織で，圧力に対して容易に塑性変形をする（図2）．この組織は下

顎頭が後上方に偏位したときに圧縮される．咀嚼や短時間の噛みしめによる一過性の圧縮であれば，この組織は一過性の局所貧血（虚血）ですむが，長時間の噛みしめなどによる虚血では炎症や壊死を生じる[8]．

以上より，長期間にわたる過負荷により下顎頭の偏位が生じていた場合は，関節円板後部結合組織の圧縮とそれに伴う滑液の循環障害が生じ，単純に負荷を軽減するのみでは症状の軽減は期待できない．この場合は適切な運動療法，すなわち下顎頭の前下方への牽引と同時に下顎頭の回転運動を行って関節内部の滑液の循環を回復することで，圧縮されていた関節円板後部結合組織が膨張して血液が充満した状態となる．この回復した関節円板後部結合組織を保つためには，やはりセルフケアが必要であり，また睡眠時ブラキシズム（特にクレンチング）のような過負荷から顎関節を守るためには，スプリントが不可欠となる．

なお，セルフケアや，術者による運動療法により顎関節症症状の改善とともに下顎位が変化することがある．これは筋の緊張緩和によるものよりも，顎関節内部の圧迫されていた組織の形態が復元されたことにより起こると推測される．この状態を保つためにはセルフケアが必須であるが，睡眠時においてはスプリントが必要となる．

近年考えられている顎関節症の治療において，スプリント療法が強調されなくなったが，これはスプリントの役割が変わり，スプリントを単独で治療に用いる時代から，覚醒時のセルフケアで補えない部分，あるいは運動療法により改善された顎関節の状態を維持することがスプリントの主な役割となっているためである．

スプリント療法は，顎関節を保護するための保存療法として考えられており，睡眠時の使用のみでは，咬合に大きな変化は生じないとされているが，スプリントの1日中の使用が長期間に及んだ場合，歯の位置や下顎位が変化することがあり注意が必要である．また，スプリント装着により症状が悪化するケースもある．その多くは，スプリントを用いた場合の力のコントロールに問題がある．また顎関節症症状の悪化だけでなく，装着時に下顎位を後方に押し下げて気道を狭くする可能性もあるため，閉塞性睡眠時無呼吸症候群の患者では，呼吸障害を増悪する危険性があり[9]，処置前に既往歴の聞き取りを十分に行う必要がある．

つまり，スプリント療法の目的は顎関節の保護であり，いかに害を及ぼさず，効果的にスプリントを用いるかが大きなポイントとなる．

3 スプリント療法を行うにあたっての基礎知識

スプリント療法についてのガイドライン等

1) 日本顎関節学会ガイドライン

　日本顎関節学会は，2010年に「顎関節症患者のための初期治療診療ガイドライン　咀嚼筋痛を主訴とする顎関節症患者に対するスタビライゼーションスプリント治療について　一般歯科医師編」を発表した[10]．これはGRADEシステムを用い，クリニカルクエスチョンを基に，それに対する医療消費者を含めたパネリストの推奨により評価されている．

　ここで用いられているクリニカルクエスチョンは「咀嚼筋痛を主訴とする顎関節症患者において，スタビライゼーションスプリントは，有効か？」であり，基準は，① 顎関節症であること，② 咀嚼筋痛を主訴としていること，③ 精神・心理的要因に起因していないこと，④ 明らかなブラキシズムに起因していないこと，⑤ 症状が中程度であること，などがあげられている．他の治療法や為害作用の文献的な検索と医療消費者を含めたパネリストによる評価が行われ，その結果「咀嚼筋痛を主訴とする顎関節症患者において，適応症・治療目的・治療による害や負担・他の治療の可能性も含めて十分なインフォームド・コンセントを行うならば，上顎型スタビライゼーションスプリント治療を行っても良い」という推奨文と，「GRADE 2C：弱い推奨／"低"の質のエビデンス」という判定がなされている．

　本ガイドラインの詳細は，日本顎関節学会ホームページを参照．

2) 日本補綴歯科学会テクニカルアプレイザル（技術評価）

　日本補綴歯科学会は，2011年に「『一般的な開業歯科医における顎関節症初期治療としてのスタビライゼーションスプリント』のデザインならびに作製方法に関するテクニカルアプレイザル」を発表した[11]．

　対象は一般的な顎関節症患者の60％程度に適応できる内容を目標に，明確な咀嚼筋痛を対象とした論文を検討したが，文献的な検討からはスプリント製作のためのコンセンサスを得ることが難しかったことから，日本補綴歯科学会のエキスパートが協議してテクニカルアプレイザブルを作成している（**表5, 6**）．

　ただし，エキスパート間でも意見が分かれている点もあるため，どのような意図でスプリントを用いるか，症例ごとにその意図を明確にしたうえで治療を行うべきであろう．

表5　スプリントに関する16のクリニカルクエスチョン（日本補綴歯科学会，2011[11]）をもとに作成）

CQ1	：上顎あるいは下顎型のどちらを選択すべきか？
CQ2	：作製時の印象採得の方法ならびに材料は？
CQ3-1	：作製時の咬合採得の方法は？
CQ3-2	：作製時の咬合採得材料は？
CQ4-1	：咬合面と対合歯の接触関係は？
CQ4-2	：咬合接触面の形態は？
CQ4-3	：付与する側方ガイドは？
CQ4-4	：下顎偏心位における平衡側臼歯の咬合接触は？
CQ5	：厚さは？
CQ6	：咬合調整時の患者の姿勢は？
CQ7	：咬合調整時の下顎位は？
CQ8	：装着後の調整間隔は？
CQ9	：咬合面の大幅な調整方法は？
CQ10	：材質は？
CQ11	：使用法は？
CQ12	：管理法は？

表6　スプリントに関する弱い推奨と強い推奨（日本補綴歯科学会，2011[11]）をもとに作成）

CQ1	：上顎型でも下顎型でも良い
CQ2	：印象採得は既製トレーとアルジネート印象材の単純印象で良い
CQ3-1	：咬合採得は，習慣性咬合位において，咬合器上で咬合挙上を行って良い
CQ3-2	：咬合採得材料は，ワックス系あるいはシリコーン系を用いて良い
CQ4-1	：対合歯との咬合接触は，少なくとも小臼歯ならびに大臼歯が均等に接触
CQ4-2	：咬合接触面は，咬合平面に平行でフラット，緩やかな彎曲の陥凹は良いが，深い印記は不適切
CQ4-3	：側方ガイドは犬歯誘導かグループファンクションを付与することが望ましい
CQ4-4	：平衡側臼歯は下顎偏心位において離開することが望ましい
CQ5	：厚さは臼歯部中心窩から対合歯機能咬頭との咬合接触部において，概ね1.5〜2mm
CQ6	：咬合調整は座位で行う
CQ7	：調整時の下顎位は，熟練していれば中心位あるいは筋肉位を用いても良いが，初期治療では習慣性咬合位での調整でも良い
CQ8	：調整は2週間隔を原則
CQ9	：調整は咬合面に即時重合レジンを築盛し，口腔内で咬合させ削除調整
CQ10	：材質は，加熱重合レジン，流し込みレジン，光重合レジンが望ましく，ごく短期間の使用以外では熱可塑性プレートを用いた吸引成形法による作製は望ましくない
CQ11	：睡眠時装着が望ましい
CQ12	：非装着時には水中保管とし，清掃は流水下でブラッシングを行う

システマティック・レビューと EBM

1）システマティック・レビューと問題点

　診療ガイドラインは，臨床医が診療を行ううえで適切な決断を下せるよう支援するために作成された文章で，だれもが均一な治療を行ううえで重要なものである．

　ガイドラインの作成にあたっては，エビデンス（根拠）の質の高いランダム化比較試験（RCT）を行っている論文をまとめたシステマティック・レビューがより有効な資料となる．

　顎関節症に対するスプリント療法のシステマティック・レビューとしては，Kho ら[12]，Al-Ani ら[13]，Dao ら[14]，Forssell ら[15]，Kriener ら[16] のレビューがある．そのなかにおいては，スタビライゼーションスプリント療法とパラタル（口蓋）スプリント（咬合面を被覆しないスプリント），鍼，バイオフィードバック，リラクゼーション，開口練習，trasncutaneous electric nerve stimulation（TENS），超音波療法などとの比較を行っている．

　これらのレビューでスプリント療法の有効性は示されているものの，スプリント療法がほかの治療法よりも明らかに優れているという結果は出ていない．これには研究期間，サンプルサイズ，論文の質などの問題もあり，今後，より質の高い RCT 論文が望まれる．

　このように，システマティック・レビューと実際の診療におけるスプリント療法の効果の差異は，スプリント製作において下顎位の決定や調整法などといった個々の臨床医の技術的な問題が含まれている可能性がある．薬物など規格されたものの有用性を検討するのとは異なり，スプリントには再現性がなく，規格化できないものの有用性を検討することとなるため，比較することが自体難しいという現実がある．

2）EBM の重要性

　実際の診療を行ううえで，診療ガイドラインの活用のみでは対応に苦慮する場合もある．このようなときの対応としてナラティブ・ベイスド・メディスン（narrative based medicine：NBM）という考えが必要である．

　これは患者個々にはそれぞれの物語（ナラティブ）があり，RCT で集団の観察から導かれた「真実」を，状況が異なる個々の患者に対して機械的に適用することはできず，個々の患者の物語に応じた対応が必要という考えである．

　顎関節症の治療におけるスプリント療法は，その製作および調整時に患者の物語を十分聴取し，それを解釈することが可能である．そのため，NBM を実施するコミュニケーションツールとして，関節性の顎関節症のみならず，心因的な要素が大きいと考えられる筋性の顎関節症に対しても，スプリント療法の効果の可能性が考えられる．

　現在，evidence based medicine（EBM）による医療を行っていくことが広く推奨されている．この手法は，治療を行ううえでエビデンスの質の高い論文からの情報に加えて，臨床医の今までの経験・技術・知識と個々の患者の考え・好み・物語も含めて最終的な治療法を決定するものである．このように，EBM の手法は，エビデンスに臨床医の経験・技術と NBM などを融合した医療であり，スプリント療法は EBM による医療

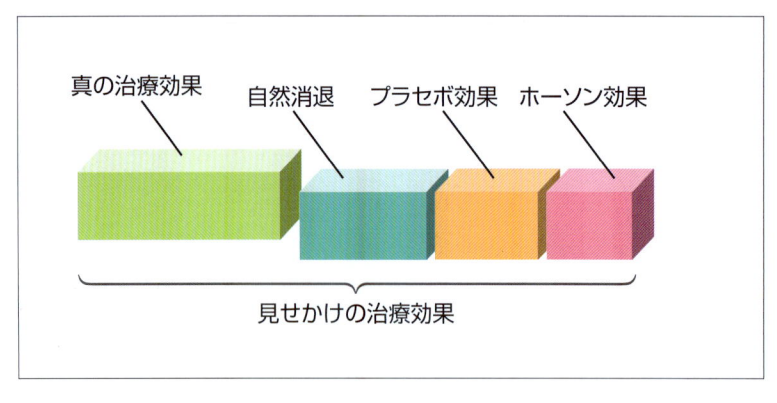

図3 治療効果（矢谷, 2005[18]）

を行っていくうえで非常に有効な治療法であると考えられる．しかしながら，スプリント療法はその使用法を誤ると為害作用もあるため，十分な注意が必要である．

3) プラセボとナラティブな効果

　近年，スプリント療法の有効性に対して，プラセボ効果の存在も重要であるとされている．Okesonは，TMD患者の40％はプラセボに反応するとし[17]，これは一般に鎮痛薬のプラセボ効果が40％であるのと同程度であるが，治療の有効性の評価としては，これを上回ることが必要であると考えられている．

　しかし，実際の治療において，それぞれの効果を分けて考えることは難しい．症状を訴える患者に対しては，とにかくよく話を聞き，診察，検査，診断およびインフォームド・コンセントをとるとともに，ラポールを築くことが重要であり，これ自体が治療効果となっていることも考えられる．すなわち，一般的に治療を行ったことにより現われる効果は見せかけの治療効果であり，真の治療効果を確認することは難しいため，治療により症状改善がみられた場合も，その効果についての解釈は注意深く行うべきである（図3）．

　プラセボによる鎮痛効果が生体内麻薬（エンドルフィン）の拮抗薬であるナロキソンにより遮断されることから，プラセボ効果が単に示唆や暗示効果による不安の減少だけではなく，生化学的変化も伴うことが判明している[19]．したがって，プラセボ効果を生じさせること自体も治療に含まれると思われる．すなわち，スプリントを装着すること自体や，歯科医師が一生懸命調整することで治療されているという実感を患者がもつこと，また，調整時にコミュニケーションをとることでの歯科医師と患者の良好な関係から生ずるプラセボ効果による症状改善も考えられる．あるいは，患者自身が症状改善のために努力すること（ホーソン効果）や自然経過なども考慮しなければならない．

　また一方で，臨床ではさまざまな思惑で，さまざまなスプリントが用いられている．それぞれが相応の効果を得ていることは否定しないが，なかにはスプリント装着により，咀嚼障害などの為害作用が強く生じている症例があるのも事実である．各スプリント療法の作用や効果などについては，実際には解明されていない部分も多いため，現時点では常に注意深く対応し，患者の症状を悪化させないよう配慮が必要である．

4 スプリント療法の臨床的基礎知識 Q&A

どの時期に用いるのか？

　まず，症例が顎関節症であるとの診断とともに，どの部位がどのように障害を受けているかを診断することが重要である．この診断を基にインフォームド・コンセントをとり，セルフケアの指導ののちに起床時の顎関節症症状が強い場合には適切なスプリントを製作する．

上顎か？　下顎か？

　顎関節への負荷軽減・保護を目的と考えると，上顎に用いたほうがブラキシズム（特にクレンチング）などによる力をコントロールしやすい．

使用法は？

　スプリントの使用にあたっては，必ずセルフケアを行ってもらうことが前提である．覚醒時はセルフケアが基本であり，スプリントは睡眠時のみに使用する．

直接法か？　間接法か？

　一番の問題はスプリントの適合と下顎位であり，これらが達せられればどちらでもかまわない．

1）直接法の利点と欠点
　利点：間接法と比べて誤差が生じない
　　　　咬合採得，フェイスボウ，咬合器付着の手間が省ける
　　　　スプリント装着までの期間を短くできる
　欠点：熟練が必要である

2）間接法の利点と欠点
　利点：模型上での評価ができる
　　　　中心位での咬合接触を与えやすい
　　　　チェアサイドの時間を短縮できる

欠点：作業工程が多いので誤差が生じることがある
　　　外注した場合，術者の意図したものができてこないことがある

材料は？

　スプリントの材料には，加熱重合レジン，光重合レジン，即時重合レジン，熱可塑性硬性シート，熱可塑性シートと即時重合レジン，軟性シートがある．

　軟性シートはかえってブラキシズムが強くなり負荷がかかることがあるため，あまり推奨できない．それ以外の方法ではそれぞれ特性があり，扱いが難しい場合もあるが，基本的に変形がなく適合がよく操作性がよければ，どれを使ってもよい．しかし，それぞれ耐久性に差があるので，経過観察で使用する場合も定期的に術者が管理することが必要である．

　上記の材料のなかで最も用いられているのは，熱可塑性硬性シートである．一番容易に用いやすいが，変形して適合不良が起こりやすいので十分注意する必要がある．使用上の注意については，「直接法に用いる熱可塑性硬性ベースプレート製作」(28〜32頁) を参考にしていただきたい．

下顎位は？

　スプリントの基本的役割は顎関節の保護であるため，顎関節に負荷がかからない下顎位を考えなければならない．下顎運動は，関節結節後壁と下顎頭前面により行われる．また，関節円板後部結合組織が容易に変形し，力を負担できない組織であることは前述した通りである．関節結節後壁と下顎頭の間に関節円板が介在していたほうがよいと思われるが，関節円板の転位が起きていたとしても，関節結節後壁と下顎頭前面が密着していることが関節の保護のためには必要である．「本書をお読みいただくにあたって」(6頁)で述べたように，この位置を便宜的に本書における中心位と定義する．

　ここで問題となるのは，関節円板後部結合組織が圧縮されてしまい下顎位が偏位している症例である．この場合は，おそらくスプリントによる保護のみでは顎関節症症状の改善がなされない可能性がある．症状改善のためには術者による積極的な運動療法とセルフケアによる顎関節への負荷軽減と，これを維持するためのスプリントの使用が必要となる．このことをさらに考えると，運動療法により顎関節内の回復がなされると，それに伴い下顎位が変わることがありうるとともに，回復した顎関節内の状態を保つためには適切なスプリントの調整も必要となる．

　症例によっては下顎位が安定せず非常に難しいことがある．その場合も治療開始時にセルフケアの指導を必ず行うとともに，適切な運動療法を行うことで下顎位が決まりやすくなる．以上のことから顎関節の状態を整えて下顎位を決めないと，顎関節に無理な負担がかかるスプリントができる可能性があるので，注意が必要である．

　ここで避けるべきはカルト的な「理論」による下顎位を信じて，患者に強要することである．

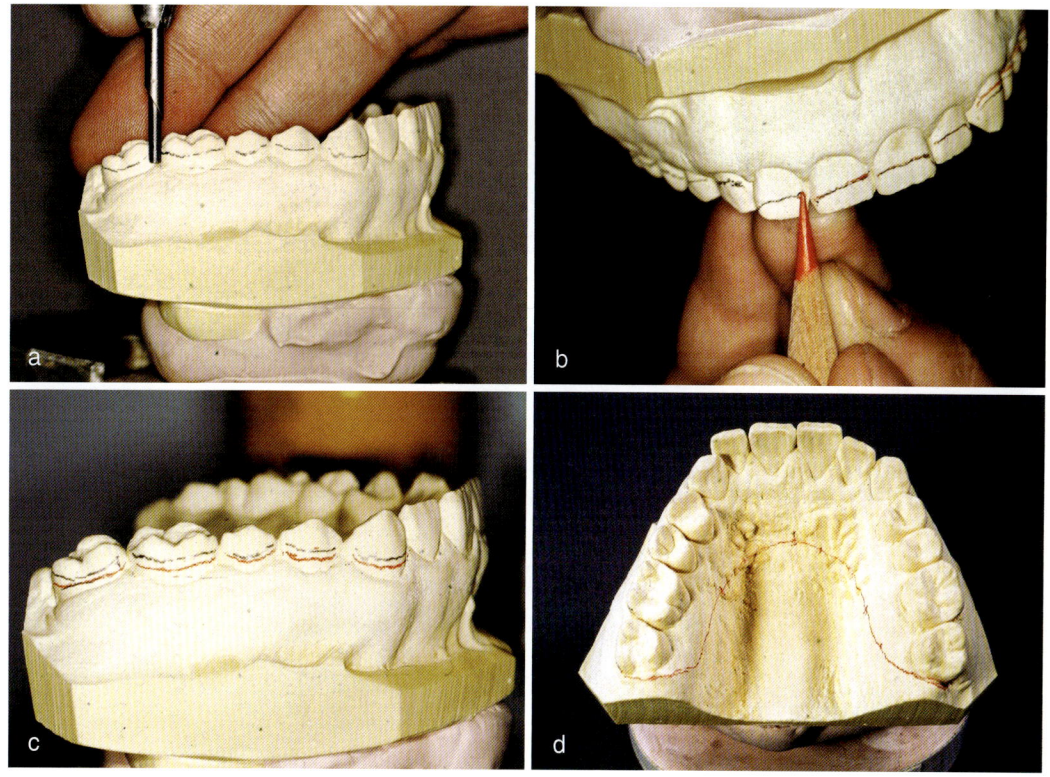

図4 スプリントのアウトライン
a：着脱方向を決めたら，その方向でサベイングをする
b：前歯部は切端をわずかに覆うあたりにアウトラインを決める
c：臼歯部は最大豊隆部を少しだけ越えるようにアウトラインを決める
d：口蓋側は強度と安定性を失わない範囲で，できるだけ小さくする

形態や厚みは？

　スプリントの形態は，スプリントの変形が起きず，なるべく患者にとっての違和感を生じさせないことが大切である．前歯部は切端をやや覆うあたりに，頰側は最大豊隆部を少しだけ越えるくらいにアウトラインを決める（図4）．口蓋側は強度と安定性を損なわない範囲でできるだけ小さくする．厚みについても，下顎運動に対し干渉が生じない範囲で違和感がないよう，厚すぎないようにする．

咬合接触面とガイドは？

1）対合歯との接触―前歯部は接触させない―

　顎関節を保護し，中心位で記した下顎位を維持するためには，設定した下顎位で左右均等な咬合接触を与える必要がある．その際，左右臼歯部の下顎頰側咬頭頂がスプリントに接触するように調整を行う．また，顎関節部が圧迫され症状が生じている場合に，

下顎を後方へ圧迫する可能性，顎関節部が回復した際に下顎の位置変化を妨げる可能性があるので，前歯部は基本的には接触させない．

2）ガイド―ガイドは不要―

通常の咬合論においては，犬歯にガイドをつけることがよいとされている．しかしながら，スプリント療法を行うにあたっては，顎関節症症状がある場合，側方への動きを制限するとかえってそこを中心に顎関節へ負荷がかかることがあり，また睡眠時は覚醒時の下顎運動とは異なった運動を行っている可能性もあるため，ガイドをつけず，むしろフラットにしたほうが顎関節の安静につながると考えられる．したがって，いかなる下顎の動きに対しても干渉がないよう，自由域を設けたほうがよいと思われる．

特に関節包内に問題がある顎関節症患者においては，関節包内が治癒してくると重篤な病変をもつ側の下顎頭が前方へ移動し，その結果，下顎体としては健側へ回転移動する．側方運動誘導路が急峻である場合には，誘導路がかえって邪魔になり治癒を妨げたり痛みを生じることがあるので，注意が必要である．

調整は？

まず重要なことは，スプリントの装着により症状が変化しているかどうかである．特に起床時の症状が悪化している場合には，その原因を考えなければならない．この場合は「症状が改善しない，悪化したときは？」（21頁）を参考にしていただきたい．

調整間隔は，症状が強い場合には，理学療法，薬物療法を行う必要があるため1～2週間程度，症状が強くなければ2～4週間程度を目安にするが，症例により異なるため必要に応じて対応する．

調整時に確認することは，装着時の下顎位（中心位）に誘導したときのスプリント上での咬合接触状態である．症例によっては，セルフケアや運動療法により顎関節の安静と回復を図ることで，症状の改善に伴う顎関節包内の変化が起こり，臼歯部の接触が変化する場合がある．変化がみられたときは，現在の下顎位誘導時状態で臼歯部の左右均等な接触が得られるよう，レジン添加等の調整を行う．

症状が落ち着き，毎回の接触状態が安定するまでこれを繰り返す．実際の方法については第Ⅱ章「調整法と経過観察」（38～40頁）を参考にしていただきたい．

使用期間は？

原則的には睡眠時のみの使用なので，長期使用しても問題はないと考える．特にスプリントの装着を止めた場合に起床時の顎関節症症状が生じるような症例においては，長期に使用することになるが，その場合は定期的な顎関節症症状とスプリントの状態の確認を，十分行うべきである．たとえば，歯周治療のメインテナンスに合わせて顎関節症のメインテナンスを行うとよい．

通常は，症状改善後約1カ月間は毎日使用してもらい，その後，徐々に外して寝る日を増やしていく．たとえば週1回ずつ外して寝る日を増やし，約6～7週間かけてスプリント装着日をなくすことが標準的であるが，基本的には以上について説明したうえ，患者の症状の程度に合わせて，患者自身にスプリントの離脱を任せてもよい．

症状が改善しない，悪化したときは？

　スプリントを用いても，必ずしも症状の改善につながらない，あるいはかえって症状が悪化するケースがある．これは何が問題であろうか？
　まず，その症例が本当に顎関節症かどうかを考えなければならない．もし診断が違っていて，他の疾患であった場合，早急に他の対応を行わなければ生死にかかわることもあるので，注意が必要である．
　顎関節症治療の基本はセルフケアである．スプリントの大きな役割は顎関節の保護であると言う観点から考えると，適切なセルフケアができていなければ，スプリントのみでは症状が改善しないことが考えられる．特に近年，覚醒時のセルフケアにより睡眠時ブラキシズムが抑制されるとの報告も多くみられ[20]，適切なセルフケアが行われているか，患者のアドヒアランス（信奉）が得られているかをもう一度確認する必要がある．
　また，スプリントが顎関節の保護になっていない可能性について，スプリントの材料，与えられた下顎位，咬合面形態の問題などを見直してみる．

リポジショニングスプリントは？

　ここまではスタビライゼーションスプリントについて説明してきたが，顎関節への負担を積極的に軽減する方法としてリポジショニングスプリントを用いることがある．リポジショニングスプリントは下顎前方整位型スプリントとも言われ，顎関節症の治療において関節円板の復位が必要と考えられていた時代においては，リポジショニングスプリントと円板整位運動で関節円板の復位を図り，復位が得られた下顎位で咬合再構成という治療が頻繁に行われた．
　現在は，関節円板の転位は症状の重要な問題ではない，という考えが一般的となっているが，起床時の顎関節症症状が強い症例では，積極的に顎関節部への負荷のコントロールすることを目的に本スプリントを用い，良好な結果が得られることが多い．ただし，顎関節への負荷防止のための，ランプ部（前歯部の誘導部）の製作，調整と臼歯部のサポートの調整が難しいので，用いる場合は十分な知識と注意が必要である．詳しくは，第Ⅱ章（41～45頁），第Ⅳ章（120～124頁），第Ⅴ章（131～134頁）などを参考にしていただきたい．

文 献

1) 日本顎関節学会編．新編　顎関節症 改訂版．永末書店，2018．
2) 古谷野　潔ほか．AADRのTMD Policy Statement(TMDに関する基本声明)からTMDの基本を読み解く．別冊 the Quintessence／TMD YEAR BOOK 2012 アゴの痛みに対処する．クインテッセンス出版，2012；11-15．
3) 和気裕之．サイコ・デンティストリー　歯科医のための心身医学・精神医学　第2版．砂書房，2015．
4) Sato F, et al. Teeth contacting habit as a contributing factor to chronic pain in patients with temporomandibular disorders. J Med Dent Sci. 2006；53(2)：103-9.
5) Tanaka E, et al. Degenerative disorders of the temporomandibular joint：etiology, diagnosis, and treatment. J Dent Res. 2008；87(4)：296-307.
6) Nitzan DW. Intraarticular pressure in the functioning human temporomandibular joint and its alteration by uniform elevation of the occlusal plane. J Oral Maxillofac Surg. 1994；52(7)：671-679；discussion 679-680.
7) Hu K, et al. Biomechanical analysis of occlusal splint therapy. Zhonghua Kou Qiang Yi Xue Za Zhi. 1998；33(4)：198-200.
8) 中沢勝宏．中沢勝宏の誰にでもわかる咬合論．デンタルダイヤモンド社，2011．
9) Gagnon Y, et al. Aggravation of respiratory disturbances by the use of an occlusal splint in apneic patients：a pilot study. Int J Prosthodont. 2004；17(4)：447-453.
10) 日本顎関節学会初期治療ガイドライン作成委員会編．顎関節症患者のための初期治療診療ガイドライン　咀嚼筋痛を主訴とする顎関節症患者に対するスタビライゼーションスプリント治療について　一般歯科医師編．2010(http：//www.kokuhoken.or.jp/exterior/jstmj/file/guideline_TMJ_patient.pdf)．
11) 日本補綴歯科学会．『一般的な開業歯科医における顎関節症初期治療としてのスタビライゼーションスプリント』のデザインならびに作製方法に関するテクニカルアプレイザル．2011(http：//www.hotetsu.com/s/doc/gaku_stab.pdf)．
12) Koh H, Robinson PG. Occlusal adjustment for treating and preventing temporomandibular joint disorders. Cochrane Database Syst Rev. 2003；(1)：CD003812.
13) Al-Ani MZ, et al. Stabilisation splint therapy for temporomandibular pain dysfunction syndrome. Cochrane Database Syst Rev. 2004；(1)：CD002778.
14) Dao TT, et al. The efficacy of oral splints in the treatment of myofascial pain of the jaw muscles：a controlled clinical trial. Pain. 1994；56(1)：85-94.
15) Forssell H, et al. Occlusal treatments in temporomandibular disorders：a qualitative systematic review of randomized controlled trials. Pain. 1999；83(3)：549-560.
16) Kreiner M, et al. Occlusal stabilization appliances. Evidence of their efficacy. J Am Dent Assoc. 2001；132(6)：770-777.
17) Okeson JP，鱒見進一訳．オクルーザルアプライアンス療法．Okeson TMD 原著第5版（矢谷博文，和嶋浩一監訳）．医歯薬出版，2006．
18) 矢谷博文．顎関節症治療のエビデンス．大阪大歯誌．2005；49(2)：15-19．
19) Levine JD, et al. The mechanism of placebo analgesia. Lancet. 1978；2(8091)：654-657.
20) Sato M, et al. Electromyogram biofeedback training for daytime clenching and its effect on sleep bruxism. J Oral Rehabil. 2015；42(2)：83-89.

第Ⅱ章

スプリント製作の実際
―チェアサイドから技工操作まで―

顎関節症と診断し，インフォームド・コンセントを行った後，セルフケアの指導，運動療法，必要であれば薬物療法を行い，スプリントの製作に入る．

1 チェアサイド
―印象採得から咬合採得まで―

　どのような歯科治療においても，基本を守ることが装置の精度や治療効果につながる．いま一度，基本的な操作について見直すことが重要である．

インフォームド・コンセント

　スプリント療法を行うにあたり，その目的，材料，装着法，取り扱い，あるいは得られる効果や起こりうる副作用などについて，十分なインフォームド・コンセントをとることが必要である（**表1**）．

印象採得と石膏注入

　スプリントの製作を行うにあたり，いかに変形なく印象採得ができるかが大きなポイントとなる．

1）既製トレーの選択
・印象用トレーは変形がないよう，網トレーよりは硬い金属製のトレーを用いる
・口腔内からの印象撤去時に印象材がはがれないよう，接着材を用いる（**図1a**）

2）印象材
・印象材はアルジネート印象材でよい
・混水比を守り，硬化時間は温度で調整する
・練和は，できれば自動練和器を用いたほうがよい（**図1b**）

3）印象採得時の注意
・口腔内は，唾液，血液などを除去し，きれいにしておく．強く十分に水洗し，唾液がなく濡れた状態で印象すると気泡が入りにくい（**図1c**）
・印象材硬化時間はメーカーの指定時間を守る
・清潔な口腔内の歯列にアルジネート印象材を擦り込んで，気泡の浸入を防ぐ
・撤去時は，変形しないようエアを送り込み，左右に負担がかからないよう一気にはがす（**図1d**）
・トレーからはみ出た印象材は，変形しないように鋭利なナイフで切り取る

表1 スプリント療法を開始するときに患者に説明する内容

ここまでの医療面接，診察，検査の結果，顎関節症と思われます．

顎関節症の原因は多因子ですが，主にはご説明したような生活習慣や悪習癖による顎の関節や筋肉の負担を減らすことや，適切に顎を動かすことなどで改善する可能性が高い病気です．ただ，夜寝ているときには，無意識に噛みしめたり，歯ぎしりをしたりするのをコントロールすることは難しいのが現状です．そこで，寝ているときの顎の関節を保護するために，スプリントというマウスピース様の装置を睡眠時に装着していただきます．

ただ，睡眠中は，起きているときと違う顎の動きをすると言われていますので，装置を装着することにより，負担のかかり方が変わり，逆に症状が強く出ることがあります．また，顎が後ろに下がりやすくなることで睡眠時無呼吸症候群が悪化することもあります．その場合は装置の調整が必要ですので，痛みが強い場合や何か変わったことがあれば，無理して装着せず，状況をお教えください．症状の変化により，装置の調整が必要な場合がありますので，必ず毎回装置をお持ちください．

また，装置をつけていても，歯が装置と接触しないほうが負担がかかりませんので，なるべく歯と装置が接触しないよう，顎をリラックスすることと，装置を装着していても，うつぶせや横を向いて寝ると顎に負担がかかりますので，なるべくなら仰向けで寝てください．

装置の装着時間ですが，基本的には睡眠時のみにしてください．装着時間が長くなると，顎が装置の噛みあわせに慣れてしまい，装置を外したときに，自分の歯が噛みあわなくなることがあります．ただ，症状の改善に伴って，自分の歯同士が接触しなくなることもありますので，何か変化がありましたら，何でもお教えください．

装置の保管方法ですが，乾燥しすぎると変形することがありますので，使わないときは水につけておくか，湿った状態を保つようにしてください．ただ，ティッシュなどにくるんでおくと，間違って捨ててしまうことがありますのでご注意ください．

汚れが気になる場合は，市販の義歯の洗浄剤をお使いください．

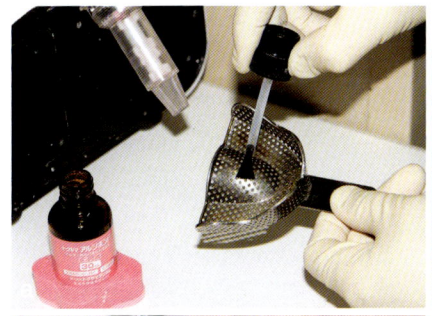

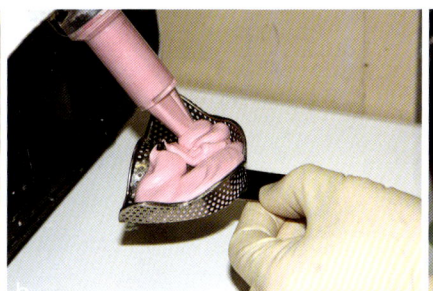

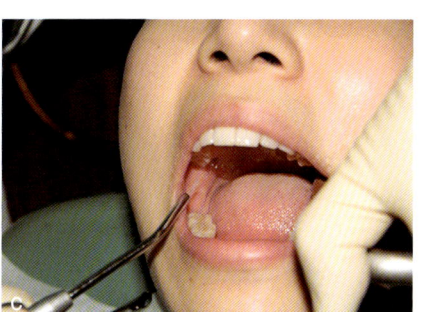

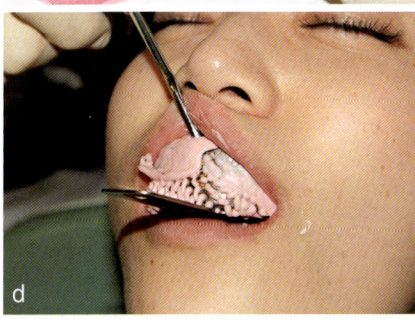

図1 印象採得のテクニック
a：硬い金属製のトレーを用い，印象材がはがれないよう接着材を用いる
b：練和は，できれば自動練和器を用いる
c：印象前の口腔内は，唾液・血液などを除去し，強く十分に水洗する
d：印象の撤去時にはエアシリンジで空気を送り込み，一気にはがす

4）石膏注入

- 可及的に素早く，硬石膏を注入（超硬石膏は面荒れする）
- できれば真空埋没器を使用する
- 注入した模型は石膏面を上にして，湿箱に保管
- 硬化時間はメーカー指示を守る
- 気泡の除去，トリミングを行う

咬合採得（間接法で行う場合）

1）下顎位（直接法の場合はレジン添加時に行う）

　咬合採得は，第Ⅰ章のQ&A「下顎位は？」（18頁）で述べたように，関節結節後壁と下顎頭前面が密接することを意識し，関節円板後部結合組織に負荷がかからないように注意する（中心位）．咬合採得前にマニピュレーションなど運動療法を行い，顎関節の状態を整えておくと採得しやすい．

① 患者の体位は可及的に水平位を保つ
② 頭部は後方に倒し，下顎下縁が垂直になるようにする（図2a）
③ 術者は患者の真後ろに座り，患者の下顎の高さに術者の肘から手首が来るようにし，拇指を除く4指は下顎下縁に力が加わるように置き，拇指は左右接するようにオトガイ部に置く（図2b,c）
④ 患者に少し開口させた状態で，拇指による誘導は後下方へ向け，左右の下顎頭が咀嚼筋の力で関節結節後壁に押しつけられるようにする．中心位での下顎位の安定が取れないときは，マニピュレーション後，習慣性閉口路上に設定しておくとよい

2）咬合採得

　咬合採得の材料は，パターンレジン®（ジーシー）が変形が少なく扱いやすい．

① パターンレジン®を練和し，軟らかいまま玉状にし，前歯部に置き，重合完了前に下顎頭を関節結節後壁に密着するよう誘導しながら静かに閉口させる（図3a）．このときの咬合高径は，スプリント製作時に臼歯部が左右側方運動時に干渉せず，高すぎないよう意識する
② 下顎の歯の圧痕のついたレジン塊を，圧痕の最も深いところのみを残すよう削合して，下顎を設定する下顎位に誘導しやすいテーブルをつくり口腔内に戻し，下顎前歯部の接触点に印をつける（図3b）
③ テーブルに筆でレジンを盛り上げ，下顎頭を誘導しテーブルに接触したら硬化するまで下顎を保持する（図3c,d）
④ 印字された圧痕を調整し，下顎前歯が干渉せず圧痕におさまることを確認する
⑤ 前歯部に調整したレジンの記録をつけ，同様にパターンレジン®を練和し軟らかい玉状にし，上顎左右の第一大臼歯に乗せ強めに閉口させ硬化を待つ（図3e, f）

　以上で前歯部，左右臼歯部の咬合記録の完成である．その後，フェイスボウ・トランスファーを行う（図3g）．

第Ⅱ章　スプリント製作の実際

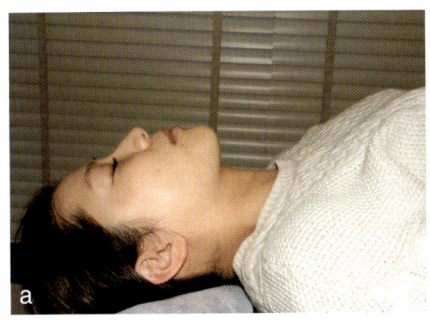

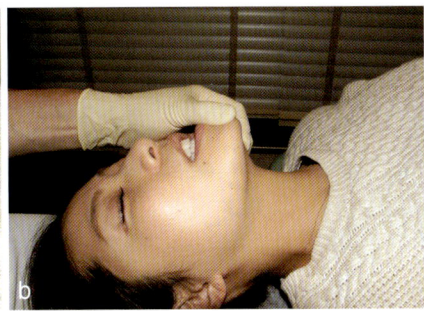

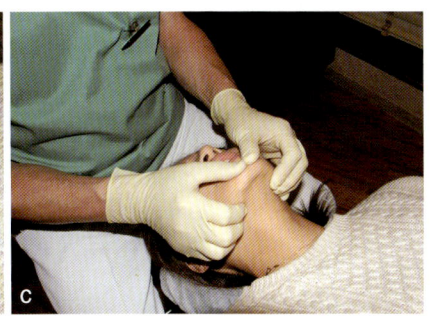

図2　下顎位の採得のテクニック
a：下顎下縁が垂直になるように，頭部を固定する
b：患者の下顎下縁に沿って，下顎隅角から前方にかけて拇指以外の4本の指をあてがう
c：左右の拇指を接触させて，患者のオトガイ部に置く．オトガイ部に置いた拇指を回転中心となるようにして，下顎下縁に置いた指で左右の下顎頭をおおむね左右均等に関節結節に押しつける

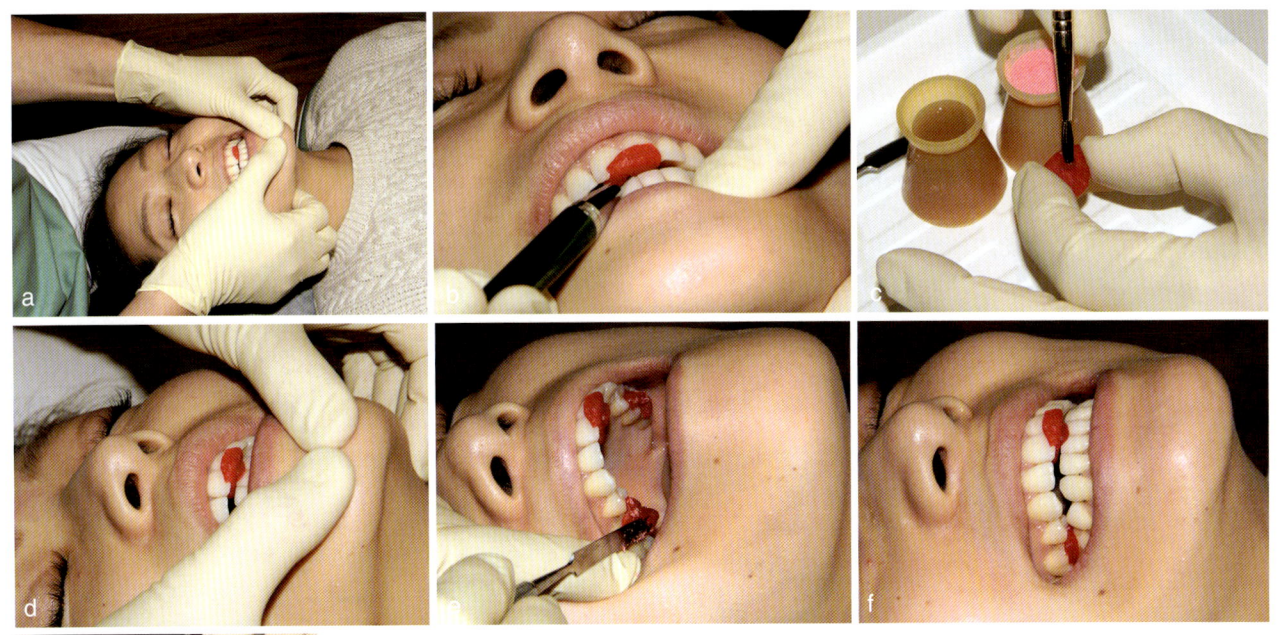

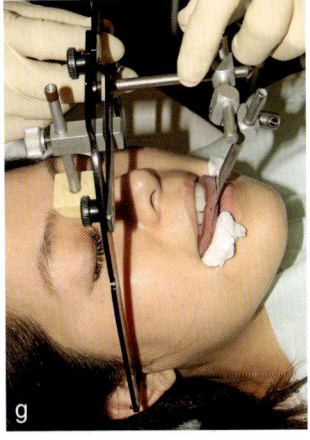

図3　咬合採得のテクニック
a：前歯部に常温重合レジン塊を置き，下顎を中心位に誘導して下顎前歯部の圧痕を作る．これが一次誘導である
b：一次誘導でできた圧痕を基準とするジグを製作する．最深部を基準面とするような削合をして，まったく平坦な面をつくり，口腔内で印をつける
c,d：この面にレジンを筆積みして，再び下顎を中心位に誘導する．今度はテーブルができているので，リラックスして誘導できる．誘導で得られた歯の圧痕を整理して，干渉せずに下顎前歯に圧痕が収まるようにする
e,f：前歯に記録をつけた状態で臼歯部にレジンを盛り，閉口させて記録を完成させる
g：フェイスボウ・トランスファーを行う

2 技工操作〜スプリント製作（直接法）

直接法に用いる熱可塑性ベースプレート製作

1）成形法の種類

成形器は「吸引型」「加圧型」「吸引加圧型」がある（**図4**）．

一般的に簡便で安価なことから「吸引成形法」が最も広く普及している．これらの多くはファンを用いて減圧するのであるが，速度，減圧量が低いので，成形時の模型の取り扱いや操作に関して，十分注意が必要である．

「加圧型」は，コンプレッサーでシートの上から3〜8気圧の空気圧をかけて成形する方法であり，吸引法に比べて，加圧速度・加圧量は圧倒的に大きい．

2）作業模型のポイント（表2）

① 作業模型の処理

作業模型の形態も，スプリントの適合向上のうえで大きな要素となる．通気性の面から口蓋部は，くり抜いておくほうがよい．

まず，気泡を十分に除去すること．基底面を咬合平面と平行にする．十分な厚みを取るため，基底面から咬合面までの高さを高すぎないようにする．前歯部のアンダーカットが強いと前歯部に十分な圧がかからず，適合不良の原因となる．また，鋭利な部分があると，シートが穿孔し圧不足となる．

② 十分乾燥させる

サーモフォーミングのメカニズムは，圧接されたシートと模型の間の空気が，石膏模型の結晶間の微細な空間を通して排出されることにある．そのためには模型の強度が必要であるが，超硬石膏は通気性が悪いため，強度，通気性の面からも硬石膏が望ましい．当然，湿った状態では通気性が悪いため，十分な乾燥が必要である．

③ 外形線の記入と適切なブロックアウト

スプリントの外形線を決めるにあたり，サベイヤーで最大豊隆部を測定し，スプリントの外形を記入するとともにアンダーカットをシリコーンパテ，常温重合レジン，石膏などでブロックアウトする．

3）加熱・成形時のポイント

加圧器にて加熱するときに，冷えた状態からすぐにシートを加熱すると，ヒーター部分の熱のムラができ，一様に加熱できない可能性があるため，シートを加熱する前に，予備加熱を行う必要がある．

第Ⅱ章　スプリント製作の実際

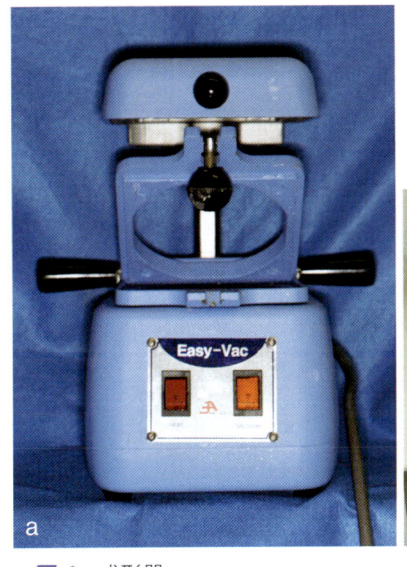

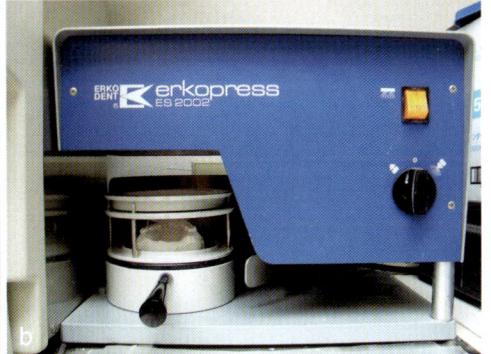

図4 成形器
a：吸引型，b：加圧型

表2 作業模型のポイント

・作業模型の処理（気泡の除去，底面と鋭利面の処理）
・十分乾燥させる
・外形線の記入と適切なブロックアウト

　成形時にシートは垂れ下がり中央部に材料が集まるため，前歯部が中央にくるように置くとよい．
　また，シートがホルダー下面から約15mm垂れ下がったときに圧接を始めると[1]，最も適合がよくなると言われているので，参考にしていただきたい．
　吸引時間は，圧接されたシートと模型の間に残留した空気を完全に排除する必要があり，40秒前後は吸引を続けたほうがよい．なお，軟性材料では，3～4分吸引する必要があるとされている[2]．
　成形後は十分に冷えてから，外形線に沿って削り取る．

4）加圧成形装置を用いたベースプレート製作の実際

吸引型については第V章（131〜134頁）などに記載されているので，ここでは加圧成形装置を用いたベースプレート製作について述べる．

通常のように歯型模型を印象採得により製作する．この際，印象用トレーは，網トレーではなく，変形を少なくするためにリムトレーないしパンチアウトトレーを用いたアルジネート印象材による印象採得を行い，その後に印象採得された印象面に硬石膏を流し込むことによりスプリント製作用歯型模型を製作する．加圧成形器を使用して製作するには，**表3**に示す機材が必要である．

加圧成形器を所有していない場合は，ベースプレートになる部分だけを技工所あるいは知り合いの歯科医院に依頼するなどの対処で，比較的短時間に熱化塑性ベースプレートのスプリントの製作は可能となる．

作業用歯型模型には分離材などは塗布する必要性はない．厚さ1mmの熱化塑性シート（エルコジュールφ120/1.0mm，J80424，エルコデント）自体には，模型面に圧接される側には薄い膜が張られており，圧接後に模型から外す際に弱い力で容易に外せるように工夫されている．なお，最近のシートはチャック付きのアルミ製袋の中に保管するようになっている（**図5a**）．

このシートの特徴を活かすためには，被膜が張られているシート面を模型側にセットして加圧成形器（エルコプレス，エルコデント，**図5b**）にて，シートを約160℃に加熱し，6バール（1b = 105Pa = 105N/m^2，1気圧 atm = 1.01325bar = 1013.25hPa）の圧により軟化したシートを圧接する．

写真に示すエルコプレスはES2002型であるため，熱化塑性エルコジュールの軟化状態を，垂れ下がりを目視により判定し（**図5c**），加圧する必要があるが，最近型のエルコプレス300Tpシリーズでは，加熱されたシート面の温度を感知して，シートを圧接するようにプログラミングされているので，より簡単にスプリントのベースプレートは製作できる．ただし，どの型の加圧成形器を使うにしろ，以前のシートと異なり被膜側から読めるデザイン化した文字模様ではなく，非被膜側から読むことができる小さな文字であるので，初回には同梱されている説明書（**図5d**）をよく読んで使用することが必要である．

加圧成形された直後でシートが圧接された状態の歯型模型が**図5e**である．この状態から電気エンジンにダイヤモンドディスクをつけて咬合平面と平行に約歯冠半分の高さにて切離し（**図5f**），次に金冠鋏を用いて外周から先ほどの切削線に向かう切れ込みを入れ，円板型のシートから切り抜く．切り抜きされた被膜付きのシートを歯型から外し（**図5g**），圧接された被膜を剥がす（**図5h**）．上顎用のスプリントでは，口蓋部分を歯頸部から約15mmの幅をもたせて切離する．内側の被膜を剥がしてスプリント用ベースプレートができた（**図5i**）．

チェアサイドにおいて，口腔内に戻して試適し，緩みが多いようであれば咬合面側に添加する矯正用レジン（ナチュラルオルソドンティックレジン®クリア，ニッシン）を内面にも入れ硬化させることもある（**図5j**）．試適で安定が得られているベースプレー

第Ⅱ章　スプリント製作の実際

表3　スプリント製作における使用機材（加圧成形器利用）

使用機器　エルコプレス（エルコデント）：加圧型
使用材料　エルコジュールφ120/1.0mm，J80424（エルコデント）
使用するプレートの厚み1mm
ナチュラルオルソドンティックレジン®クリア（ニッシン）：添加レジン
レジン筆，ラバーカップ（またはダッペングラスなど），ガーゼ

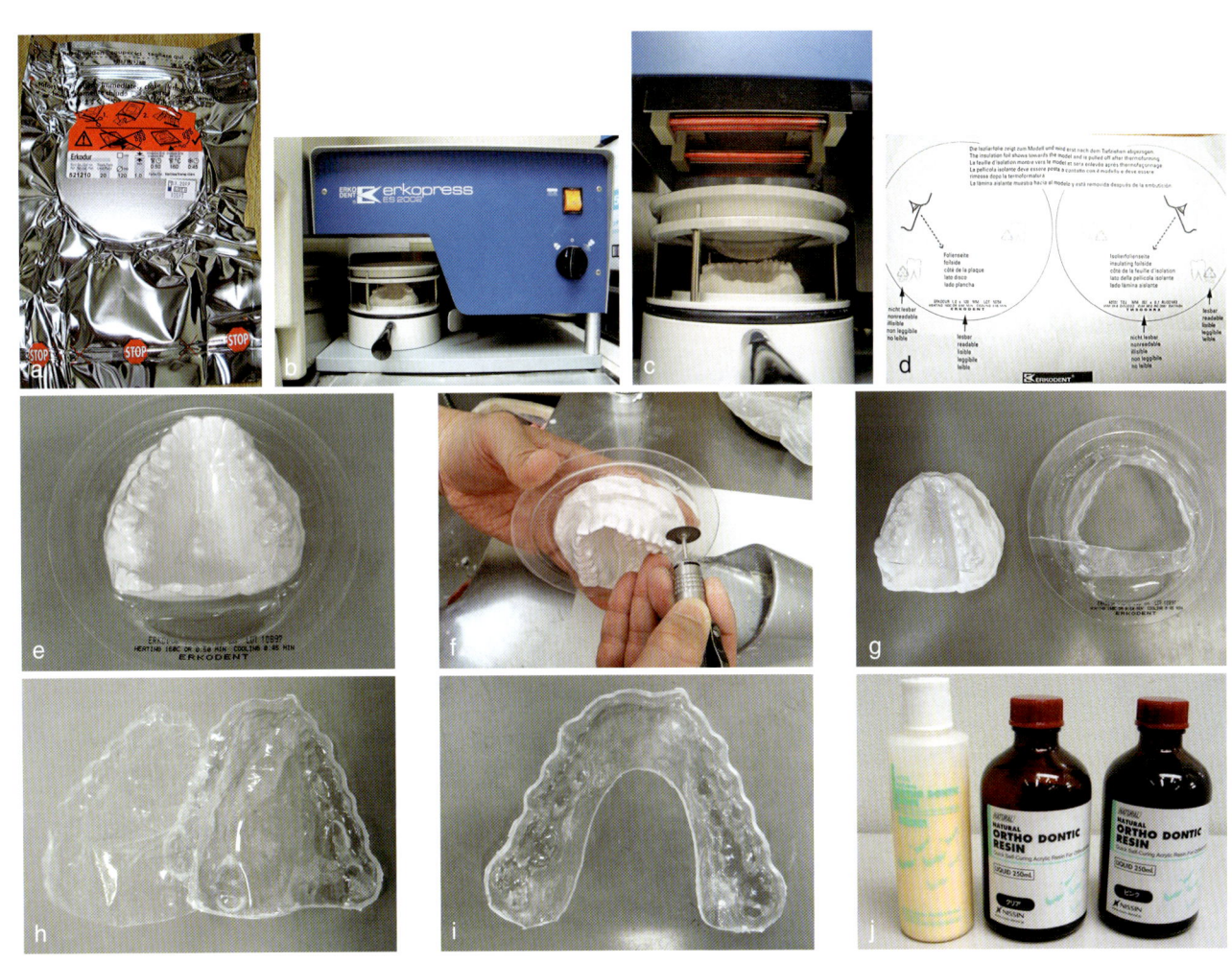

図5　加圧成形装置を用いたベースプレート製作
a：エルコジュールの専用袋にて保管
b：エルコプレス ES2002型（加圧成形器）
c：加熱中のエルコジュール（軟化を垂れ下がりにて推測）
d：使用説明書（模型面に被膜が接するように注意して設定）
e：加圧成形されたエルコジュール521210（φ120/1.0mm，J80424）
f：ダイヤモンドディスクを使い約歯冠半分の高さにて切離
g：切り抜きされた被膜付きシートを歯型から外す
h：加圧されたエルコジュールから被膜を剥がす
i：加圧成形利用のスプリント用ベースプレートの完成
j：レジン添加には矯正用の粉（左）とクリアの液（中）を使用する

31

トを基に各種スプリントを製作できる．

　ここまでで，作業用歯型模型にシートを圧接し成形できたわけであるが，スタビライゼーションスプリントとして用いる場合には，シートのみでは，適切な咬合状態を作ることは難しく，即時重合レジンなどで形態および咬合面を形作っていくことになる．

　このときに重要なのは，アクリル板であるシートは変形しやすいということである．スプリントの形態に切り出すとき，即時重合レジンなどを築盛する際の発熱で変形し，適合しなくなることがある．ここからの作業は十分な注意が必要である．

　シートが変形しないようにする工夫，およびベースプレートに対しての即時重合レジンなどでの形態の整え方についても，さまざまな方法があるので，第IV章などを参考にしていただきたい．

　基本的には，口腔内でのベースプレートの適合がよく，即時重合レジンなどでの成形時においても変形しないことが重要である．

ふりかけ法によるベースプレート製作

　熱可塑性ベースプレートの欠点として，材料の弱さ，変形のしやすさ特に，咬合力によりたわむ，即時重合レジンなどの添加時の発熱による変形や破折時の補修のむずかしさなどがあげられる．

　ふりかけ法によるスプリントは，適切に製作されれば適合よく安定しており，適度な硬さがあり，即時重合レジンなどの添加時にも変形しづらい．ただし，技工操作にやや時間がかかることが欠点である．

　サベイヤーを用いて頰側外形線（図6a），口蓋部外形線の設定を行うが，大きすぎると違和感が強く，小さすぎると強度と安定感が低下する．また，スプリントの切端あたりはわずかに覆うようにするが，覆いすぎると維持力が大きすぎ，覆わないと矯正力がかかる（図6b）．

　歯間部の鼓形空隙，小窩裂溝，舌側歯頸部などのアンダーカット部位をワックスでブロックアウトし，スプリント外形に沿ってボクシングを行う．このときマルチパット®（東京歯材）を用いるとよい（図6c,d）．その後，矯正用の常温重合レジンを盛り上げていく．まず作業模型にレジン分離材を塗布し（図6e），レジンの粉末盛り上げ，液の滴下を繰り返し，形を作っていく（図6f,g）．

　外形が完成し，重合が終わったら（図6h），模型から外さずに全体的な概形形成を行い，その後外して辺縁その他の仕上げを行う（図6i,j）．

第Ⅱ章 スプリント製作の実際

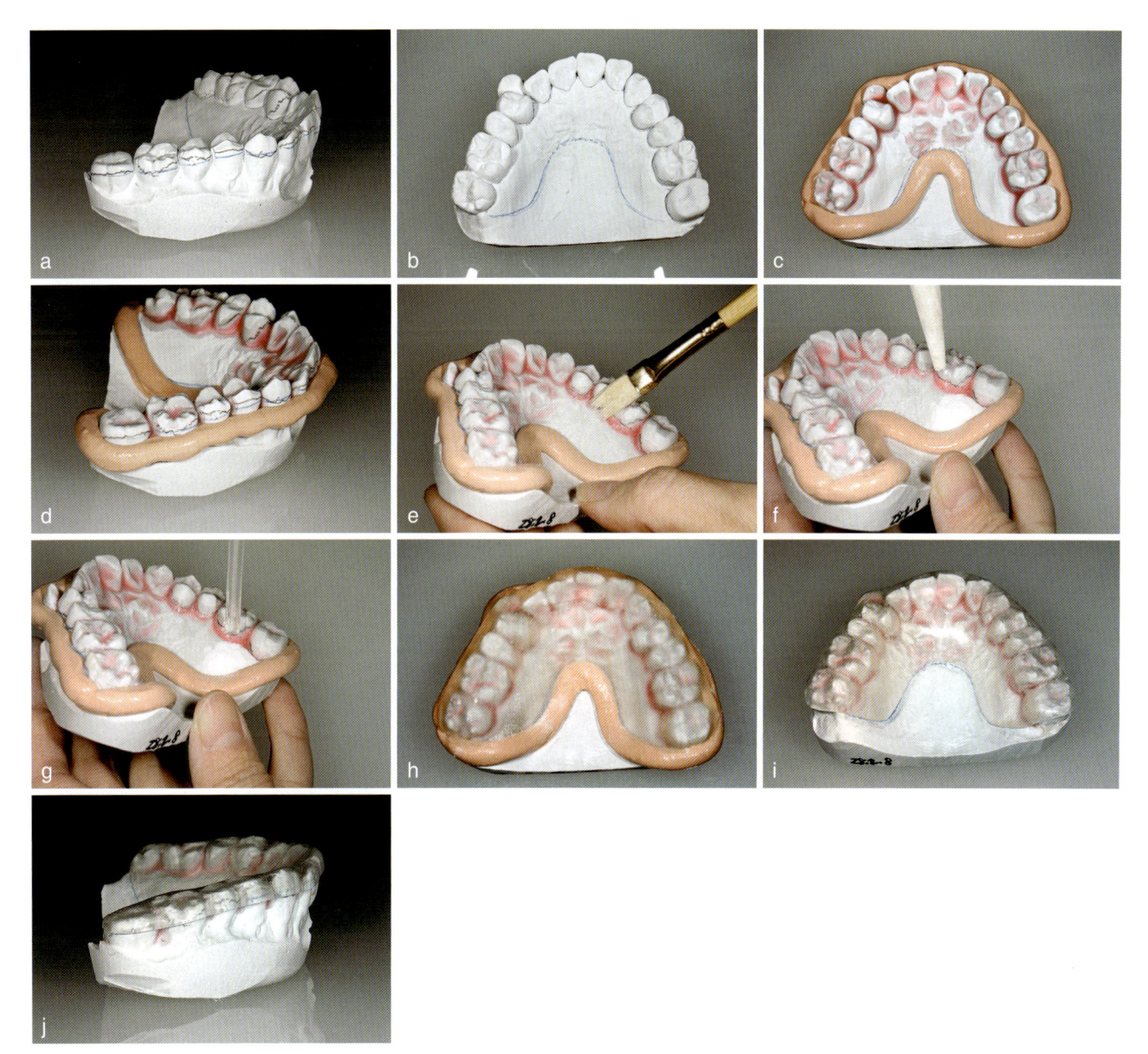

図6 ふりかけ法によるベースプレート製作
a：サベイヤーを使用し，スプリントの頰側外形線を設定する
b：スプリントの口蓋部の外形線．大きすぎると違和感が強く，小さすぎると強度と安定性が低下する．切端あたりはわずかに覆うようにする．大きすぎると維持力が大きすぎ，覆わないと前歯に矯正力がかかる
c,d：パラフィンワックスによるブロックとマルチパット®によるボクシング
e：分離剤塗布
f,g：レジン粉末を盛り上げ，液の滴下を繰り返し外形を作っていく
h：外形，重合完成
i,j：概形形成，辺縁その他の仕上げ

3 技工操作〜スプリント製作
（間接法；ふりかけ法）

作業模型の咬合器への付着

① 咬合器の調節部は，メーカー指定の数値に合わせ，マウンティングプレートをしっかり止める

② 上顎模型をフェイスボウ・トランスファーにて咬合器に付着する（**図7a**）

③ 咬合器付着に用いる石膏は，なるべく膨張率の小さいものがよい

　一般的にはスラリー・ウォーターで練和した超硬石膏を用いると膨張率が小さく，初期硬化までの時間が適当である．ただし，付着時に多量の石膏を用いると膨張量が大きくなるので，付着石膏量が少なくなるよう，作業模型の底面とマウンティングプレートの距離を確認し必要であれば，あらかじめ石膏を盛るなどして，付着時の石膏量が少なくなるように注意する．

　また，一次付着の後，付着部を整えるために，石膏を後から盛り足すと，その石膏の膨張率で付着の精度が落ちてしまうので，付着後に石膏を盛り足さない．

④ 下顎模型の付着に際し，模型の浮き上がりがないように咬合採得した材料の咬合面の凹凸をトリミングしておく（**図7b**）

⑤ 上顎模型が上向きになるように咬合器を逆さまにして，咬合採得した材料を上顎歯列に適合させ，その上に下顎模型を乗せる（**図7c**）

　印象に歪みがなければ，上下の模型はぴったりと落ち着くはずである（**図7d**）．このときガタつきがある場合は，印象を採りなおす必要がある．ガタつきがなければ，下顎模型を乗せた状態で，模型底面を水で湿らせ，スラリー・ウォーターで軟らかめに練和した石膏泥を模型上に盛り上げ，咬合器の下弓を静かにおろす．アルコン型咬合器を使用する場合には，作業中にフォッサ・ボックスから顆頭球が浮き上がらないよう注意する．

⑥ このときに咬合させた下顎模型は，ずれないため両手で支えていたほうがよい

咬合面へのレジンの築盛

① 副模型にて製作した熱可塑性シート，あるいはふりかけ法であらかじめ製作したベースプレートと作業模型との適合を確認後，接着材を表面に塗布するなどして，即時重合レジンを筆積み，ふりかけあるいは練って盛り上げる．熱可塑性シートを用いる場合，重合時の発熱で装置が変形しないよう水で冷却するなどして気をつける．また，前側方運動時に干渉が生じないことを確認し，インサイザルピンを調整しておく

第Ⅱ章　スプリント製作の実際

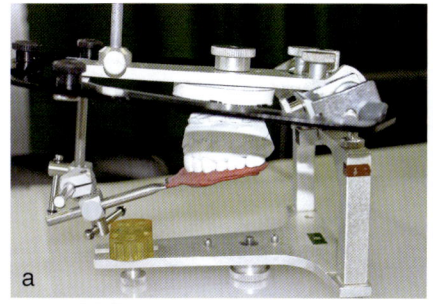

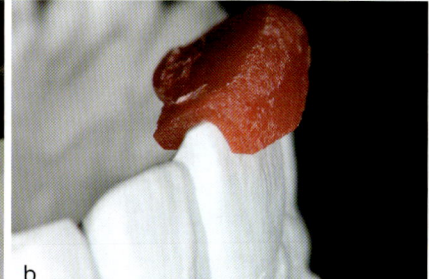

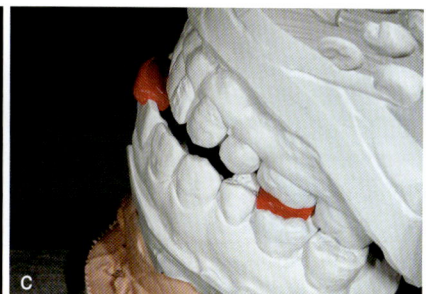

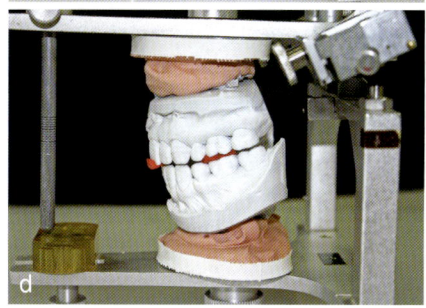

図7　作業模型の咬合器への付着
a：フェイスボウ・トランスファーを用いて上顎模型を付着
b：記録トリミング．前歯部の記録は軟組織（切歯乳頭付近）に接触している部分は注意深く削除し，断面は明瞭にみえるように直線に切り落とす
c：臼歯部はほぼ薄い直方体になるようにトリミングするが，あまり小さくすると圧痕に相当する咬頭がどこにあるのかわからなくなってしまうので注意する
d：上下顎作業模型付着完成

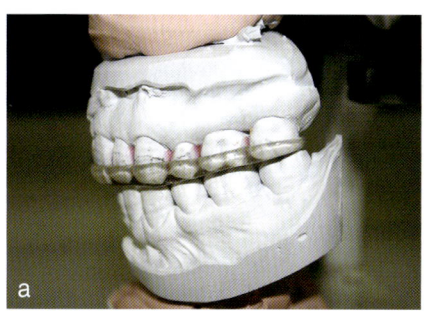

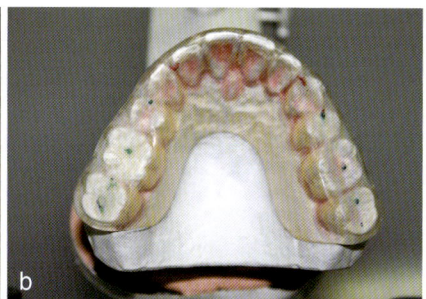

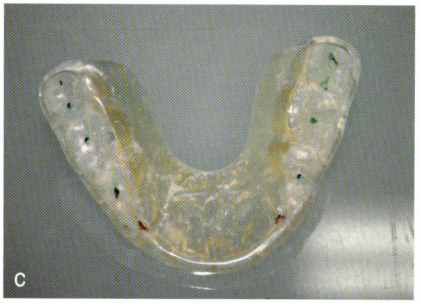

図8　咬合面へのレジン築盛
a：レジン収縮の影響が最小限になるように，臼歯部レジンがぎりぎりで接触しないように削合し，レジンをわずかに盛り上げて咬合器を閉じて重合を待つ
b：スタビライゼーションスプリントの咬合接触点は，両側臼歯部にいくつかあればよい
c：完成

②咬合面のレジン築盛

　はじめにベースプレートを作業模型に装着し，ベースプレートが閉口位と前側方運動時に下顎模型と咬合接触しないよう調整する．

　その後，前歯部だけを筆で盛り上げる．レジンが十分に軟らかいうちに咬合器を閉口させ，咬合器を動かして閉口位と側方運動や前方運動などの圧痕をつける．いったん放置して重合させるが，加圧釜などに入れて重合させると，透明感の高いスプリントができる．その後，臼歯部のレジンをふりかけ法で手早く盛り上げる．臼歯部のレジンがまだ軟らかいうちに咬合器を閉口させ，さまざまな運動をさせる．

　咬合接触点は，両側臼歯部にいくつかあればよい（**図 8a, b**）．前歯部は隙間を空ける．

③仕上げ・研磨

　硬化後，模型を咬合器から外さずに全体的な概形形成を行う．作業中にインサイザルピンの浮き上がりをチェックする．咬合器を閉じたときに前歯部から臼歯部まで均一に接触するように，レジンの削合を繰り返す．このときに使用する咬合紙は，10μm程度のなるべく薄い咬合紙を使用する．概形ができあがったらスプリントを模型から外して，辺縁その他の仕上げを行う．

　研磨が仕上がったらスプリントを模型に戻し，咬合接触点の点検を行う．両側臼歯部は基本的には1歯あたり1点の咬合接触があればよい．これらの点がほぼ均等に接触している，インサイザルピンがテーブルに接している，前歯部は下顎4前歯には肉眼的にみえるくらいに隙間をあける．両側犬歯は咬合器を閉じたときに咬合紙が軽く抜けるくらい隙間をあける（**図 8c**）．

技工所への指示書の書き方

　スプリントの製作を技工所に依頼する場合は，できれば設計線を模型上に記入するか，同様の指示を指示書に記入する．特に適切な概形線の設定とブロックアウトができていないと，口腔内試適時に歯列に適合せず，調整が大変である．

　スプリントの厚みや咬合面の形態，咬合接触については，前述した注意事項を指示書に記入する．

　使用する材料は，加熱重合レジンは材質が硬いので，即時重合レジンのふりかけ法を指示するとよい．

　加熱重合レジンでの製作は模型が残らないため，製作後の調整の基準が失われてしまうので，勧められない．

4 チェアサイド―スプリント装着・調整―

直接法

1）ベースプレートの試適

① 適合の確認

　ガタつきがないかを確認する．ガタつきが大きいようであれば，印象の歪み，模型の変形および重合時の変形が考えられる．修正に時間がかかるようであれば，再製作する．このようなことがないためにも，一つひとつのステップを確実に行うことが大切である．

② 維持力の調整

　維持力が強い場合には，歯間乳頭部に入り込んだレジンの削合や頬側レジンを短くしたりして調整を行うが，削りすぎるとベースプレートが外れやすくなるので，微妙な調整は縮重合型シリコーン試験材などを用いるとよい．

　維持力が弱い場合には，ブロックアウトしすぎている可能性があるので，ベースプレート内面の臼歯部歯列付近に義歯の裏層材などをわずかに流し，調整するとよい．

2）咬合面のレジン築盛と調整

① 調整に用いる下顎位は，基本的には中心位を用いる

② ベースプレートを上顎歯列に装着し，下顎位の誘導を行いながら閉口させ，臼歯部で強く接触するところを削合する

③ ベースプレートの中央にパターンレジン®を練って盛り上げ（図 9a），目標とする下顎位に誘導できるようジグを作り，閉口時にその下顎位に誘導されるよう調整を行う（図 9b）．このとき臼歯部が接触していないことを確認する（図 9c,d）

④ 何度誘導しても同じ圧痕に落ち着くことを確かめて，即時重合レジン（比較的ゆっくり硬化する常温重合レジンなら何でもよい）を練和し，ベースプレートの臼歯部に盛り上げる（図 9e）．このとき，筆積み法では部位により硬化する時間に差ができてしまうので，練和したほうがよい．また，ベースプレートに盛り上げる際には，ベースプレートに接着材を塗布しておくと，使用中に剥がれづらい

⑤ レジンを盛り上げたベースプレートを口腔内に装着して，ジグに下顎前歯部がしっかりおさまるよう強めに噛んでもらい，完全に硬化するのを待って取り出す（図 9f,g）

⑥ 下顎歯列の圧痕の最深部に鉛筆で印を付ける（図 9h）

⑦ ジグは簡単に外れるので，この時点で外しておく

⑧ なるべく凹凸がないように，誘導路を考えず水平にする（図 9i,j）

⑨ 仕上がったら口腔内に装着して，目的とする下顎位に誘導しながら左右の接触点を

確かめる．このとき，咬合紙はアシスタントに持たせると確認しやすい（図9k）．左右の接触点が同時であることを確認したら，側方運動時の調整を行う．平衡側の干渉は望ましくないので，それを削除する．さらに作業側の干渉も極端なものは削除し，なるべく水平になるようにフラットに仕上げる

直接法については，第V章（131〜133頁）でも述べているので，参考にしていただきたい．

間接法

スプリントの試適，咬合接触状態の確認と調整については，基本的に直接法と同じであるが，誤差が少なければチェアサイドでの調整の時間は短い（図10a）．

スプリントを装着させた状態で，中心位へ誘導し閉口させる．このとき両手で誘導することとなるので，咬合紙をアシスタントに持ってもらうとよい（図10b,c）．静かに接触させて強く接触する部分は削合し，接触が弱いところは咬合面にレジンを適量添加し，下顎位を誘導保持し硬化後，調整を行う（図10d）．

咬合接触，ガイドについては第I章（19〜20頁）を参考にしていただきたい．ここでは要点のみ述べる．

・左右側方運動の誘導路は臼歯部の干渉が少ない範囲でフラットとする．フラットであっても，平衡側の下顎頭は前下内方に移動するので咬合干渉は生じづらい
・作業側の咬合干渉は，大臼歯部ではすべて削除する
・小臼歯部においても，急峻な角度の誘導路は削除する
・平衡側の接触は，できるだけ削除する

調整法と経過観察

1）調整・経過観察

スプリント装着により症状が変化しない，あるいは症状が悪化した場合には，第I章（21頁）を参考にしていただきたい．特に顎関節症ではない可能性については，常に考えておく必要がある．

来院時には毎回，設定した下顎位（中心位）でのスプリントの咬合接触状態を確認する必要がある．症例によっては咬合接触状態が変化していることがある．これは，セルフケアと運動療法に加え，スプリントによる睡眠時の顎関節の保護が適切に行われたことで，症状改善に伴い顎関節内に変化が起きていることが考えられる．関節内のダメージが大きく，これが改善してきた場合，関節内の形態回復に伴い下顎位が変化する場合がある．毎回スプリントの咬合接触状態を確認し，設定した下顎位（中心位）で咬合接触するよう，レジンを削除または添加し，スプリント咬合面の調整を行う．

自覚症状が消失し，スプリント上での咬合接触状態の安定が得られたら，スプリントの使用頻度を1日置き，2日置きなどと徐々に減らしていく．スプリントの装着を減ら

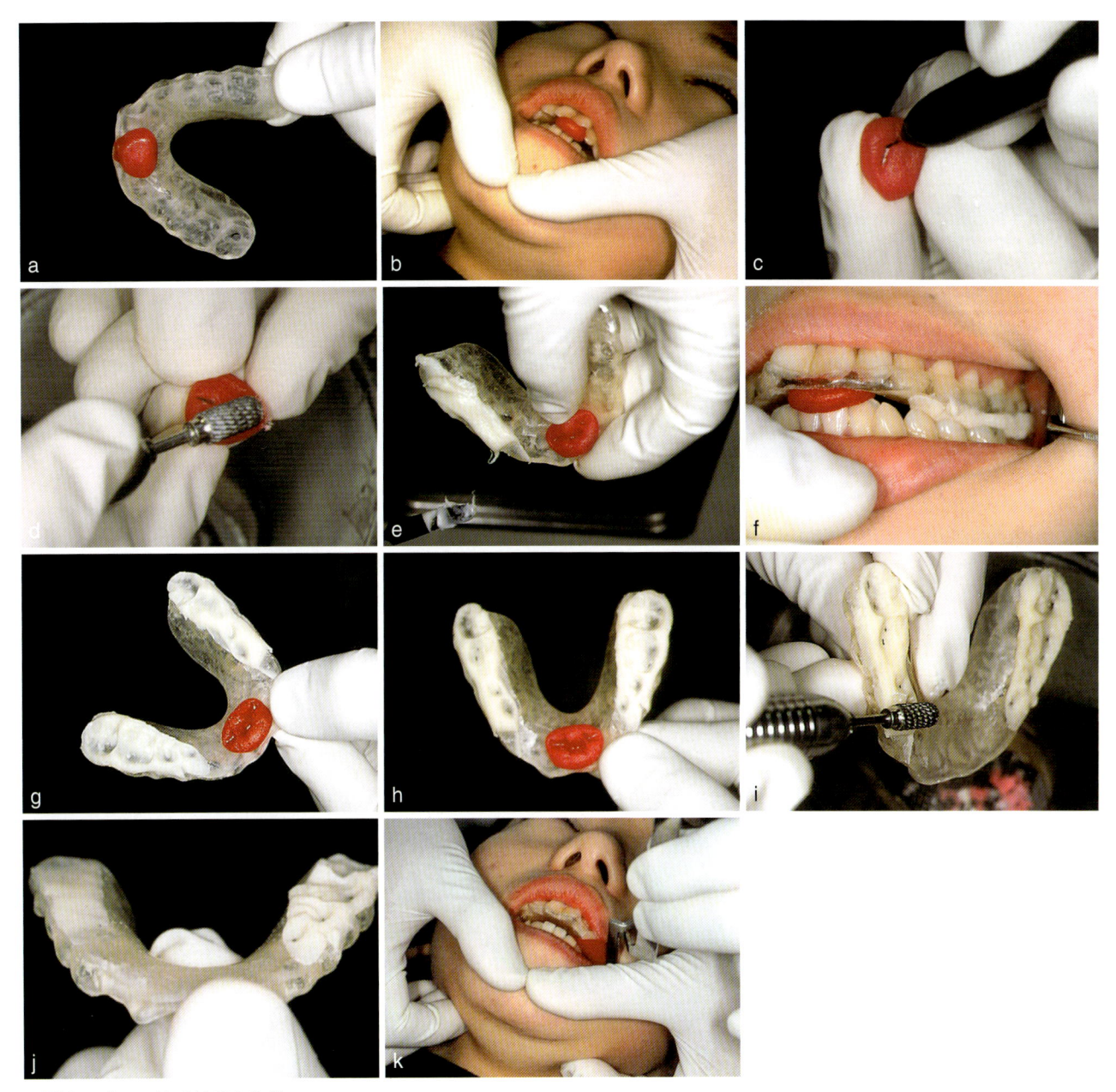

図9 チェアサイドでの作業
a,b：前歯部にジグを作る
c,d：ジグの最深部に印をつけ，閉口時にその下顎位に誘導されるように調整する
e～g：臼歯部に即時重合レジンを盛り，閉口させる
h：下顎歯列圧痕の最深部に鉛筆で印をつける
i：ジグを外し，圧痕をつなげる感覚で余剰レジンを削除する．このときにいくつかの印をつけた点はなくなってもよいので，なるべく凹凸がないようにする．誘導路を考えずに水平にする
j：片側だけ削ってみたが，波打っているのがわかる．これは干渉のもととなるので，バーを縦に使ってフラットな面に仕上げる．これを左右に行う
k：チェック時の咬合紙はアシスタントが持つとよい

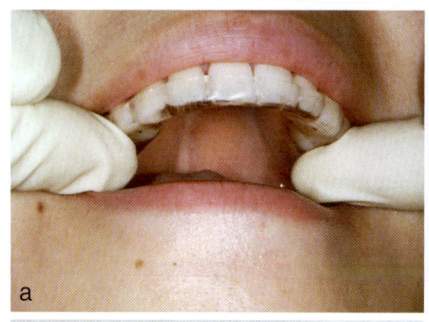

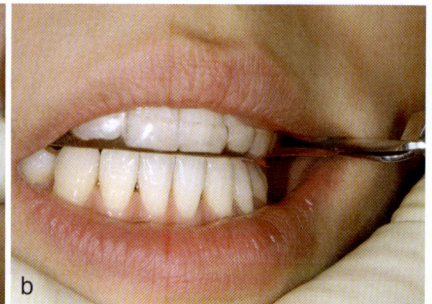

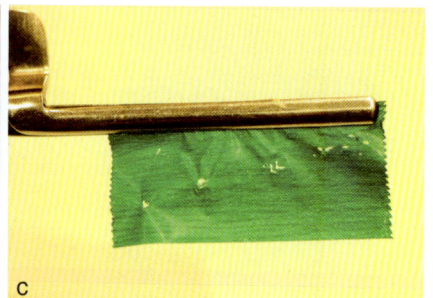

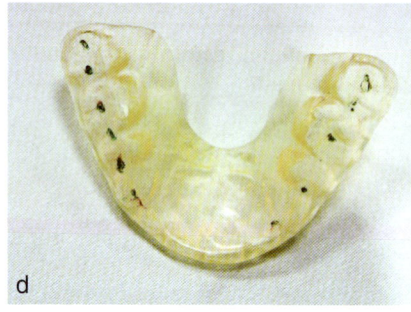

図10　間接法
a：スプリントの適合確認
b：中心位での咬合接触確認
c：咬合紙の抜け具合は均等である
d：完成．本症例は調整なしで装着できた

すことについては不安になる患者もいるので，患者と相談のうえ，患者主導で行ってもよい．完全にやめると不安である，あるいは症状が再発する場合は，睡眠時だけの装着を続けてもらい，3～6カ月の間隔での歯科医師によるチェックを必ず行う．

　また，症状の消失に伴い，咬合状態が変化した場合は注意深く，咬合状態の変化を経過観察する．咀嚼しづらいなどの患者の訴えが出る場合も考えられるので，スプリントによる治療を行う前に，あらかじめ補綴・矯正処置の可能性について患者と相談しておく．

2）患者への指導

　最初にスプリントを調整，装着したときに，患者への使用法の指導を行う．
・スプリントの使用は基本的に睡眠時のみとする
　持続的なスプリントの使用は，歯列，顎関節および周辺組織の非可逆的な変化を生じる可能性があるとともに，患者のスプリントへの依存を高めるので注意する．
・スプリントは義歯の洗浄液等を利用して清潔に使用してもらう
・非使用時は，乾燥しないよう注意する
　湿ったティッシュに包んでもよいが，間違って家人に捨てられてしまうことがあるので，ケースなどに入れることを勧める．
・毎回来院には持参してもらう

5 リポジショニングスプリント
―チェアサイドから技工操作まで―

　リポジショニングスプリントは，噛みしめ時に下顎を前方に誘導し，下顎頭と下顎窩との間を広く保持することで，顎関節部の安静をより積極的に保ち，血液の循環を確保することで損傷を受けた部位の治癒を促し，症状の改善を期待するスプリントである．

チェアサイド

　印象採得の方法は，スタビライゼーションスプリントと同じであるが，フェイスボウ・トランスファーはとらなくてもよい．
　一番の違いは咬合採得である．スタビライゼーションスプリントのときに用いる下顎位から，まっすぐに前方移動した下顎位である．基本的には2〜3mm前方の位置にて咬合採得を行うが，効果がなければ4〜5mm前方に設定することもある．クリックがある場合はクリックが消失する位置であるほうがよいが，あまり前方に設定しなければならない場合，あるいはクリックが消失しない場合は，関節円板の復位が目的ではないので，クリックの消失はそれほど気にしなくてよい．
　口腔内で，スプリントを製作するうえでの必要な咬合挙上量を確保し，臼歯部などで干渉が生じないように注意して，スタビライゼーションスプリントと同じ下顎位で前歯部にパターンレジン®でガイドテーブルを作る（図11a）．テーブルを装着した状態で，必要な前方移動位置まで下顎を移動できるよう表面を滑沢にし，位置をペンで記入する（図11b）．この位置を取れるよう何回か練習した後（図11c,d），テーブル上にパターンレジン®を筆で置き，下顎を誘導して硬化を待つ．硬化した後この位置で，臼歯部にパターンレジン®を玉状にして臼歯部に置き，閉口させ硬化後調整を行う（図11e）．

技工操作

　技工サイドでのスプリント製作手順は，基本的にはスタビライゼーションスプリントに準ずる．
① 咬合記録をトリミングし，上下顎模型を咬合記録を介してを同時にマウントする
② 上顎模型の処理とレジンの盛り上げ
　基本的には，スタビライゼーションスプリントの間接法製作と同じである．下顎前歯が接触するあたりは，フラットとする（図11f）．
③ ランプ部の取り付け
・前歯部のランプ部を取り付ける付近は，後から研磨できなくなるのできれいに仕上げる

- 下顎模型の前歯部舌側にワセリンを塗布し，ランプ部を取りつける付近には接着用の表面処理液を塗布しておく
- ランプとなるレジンをダッペンディッシュ（エバトップ®）に用意し，ゲル状の状態で整形付着する（図11g,h）
- 咬合器を閉じて，ランプ部レジン塊を後方から下顎歯列に圧接する（図11i）．硬化後に不足部分があれば，レジンを盛り足した後，大まかに仕上げる（図11j）
- 模型から外して全体の仕上げ研磨を行う．ランプ部はできるだけなめらかな誘導面となるよう，ドーム状に仕上げる
- 咬合器上での閉口時に，前歯部から臼歯部まで均一の圧力で接触するよう調整するが，歯列に凹凸がある場合には前歯部で1点，左右臼歯部で1点ずつ接触していればよい
- ランプ部と前歯部の接触点の移行部は，曲面ではなく垂直的に移行するようにしたほうが，最終閉口位付近でスムーズに閉口できる（図11k,l）

口腔内での装着と調整

① 試適

　試適と装着時の調整については，スタビライゼーションスプリントと同様である．

② 咬合面の確認と調整

　下顎を前方にして軽く閉口させたときに，下顎の前歯や臼歯部が均等に接触していることを確認する（図12a）．軽く咬合させたときに臼歯部の接触がないと，睡眠時に噛みしめたときに下顎頭が上方に偏位し，関節円板周囲組織への圧迫を生じてしまうので，注意が必要である（図12b）．

③ ランプ部の確認

・ランプ部の長さと傾き

　水平位で患者に閉口時下顎最後退位をとらせ，そのまま閉口させる．もし下顎前歯がランプ部の先端部よりも後方に入り込んだり，切端部に当たってしまう場合は，噛みしめによる閉口力が加わった際に，前歯部が支点になって顎関節部に大きな破壊力が加わることになるので，ランプ部の長さや角度はレジンを添加し調整する（図12c〜e）．

・ランプ誘導面の円滑さ

　ランプからテーブルへの移行部が，直線的でなく曲面をもって移行すると，閉口末期に臼歯部の接触が生じる前に下顎前歯部が途中で止まってしまい，顎関節部に大きい外力が発生することになるので注意する（図12f,g）．

　睡眠時の装着となるため，患者がわずかに側方に開口した位置から閉口したときに引っかかりがある（特に小臼歯部）と，顎関節への外力として働くので，調整を行う．

・患者への指導

　丁寧に調整すると，患者は調整した位置で噛みしめて睡眠しなければいけないと思い込んでいることがあるので，装置は顎関節を保護することが目的であるので，できれば

第Ⅱ章 スプリント製作の実際

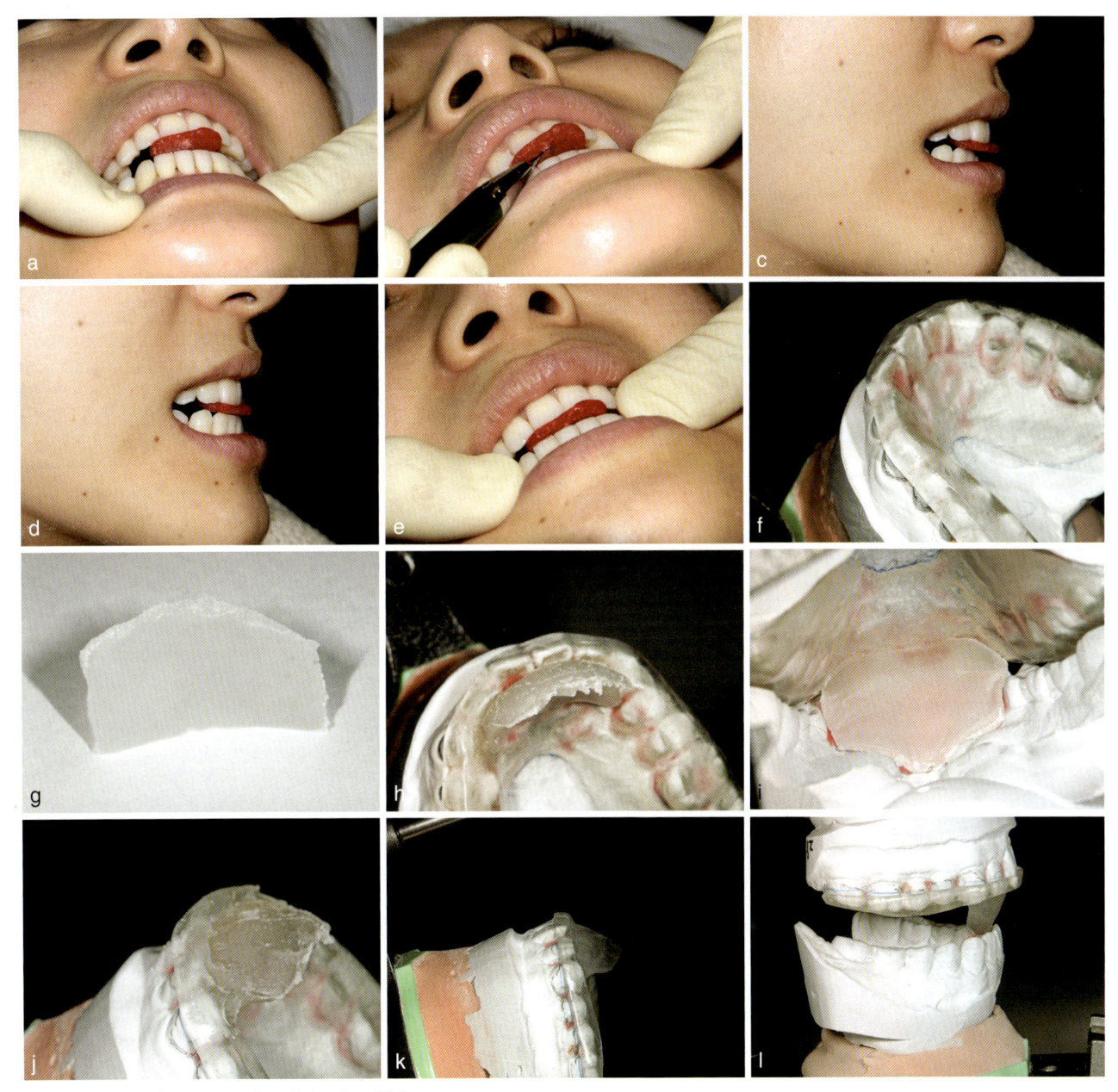

図11 リポジショニングスプリントの製作
a：中心位でガイドテーブルを作る
b：テーブルを調整した後，テーブルを装着した状態で前方移動位置を設定し，ペンで記入
c,d：移動位置がとれるよう練習
e：パターンレジン®を置き下顎を誘導し，硬化後調整
f：下顎前歯が接触するあたりはフラットとする
g～j：ランプとなるレジンをゲル状の状態で整形付着する
k,l：ランプ部はなめらかな誘導面となるようドーム状に仕上げ研磨を行う

やや開口して睡眠してくれるように，また当然，うつぶせ寝はしないよう指導する．
　装置装着により下顎前歯部に痛みが生じることがある．適切な調整がしてあれば慣れる場合がほとんどであるが，痛みが強い場合は装着を中止してもらい，もう一度前歯部の接触状態を確認し，調整する．
　装着は必ず睡眠時だけであることを十分理解させる．もし装着時間が長くなると歯が動き，重大な問題が生じることがある．

調整と経過観察

　このスプリントの装着とセルフケア，運動療法の効果により，損傷し押しつぶされていた顎関節部が回復してくると，余裕ができた関節空隙内いっぱいに組織が膨張する．それに伴い，スプリントの臼歯部と下顎臼歯部との間に隙間ができることがある．
　このとき，回復してきた顎関節部のさらなる回復のために顎関節に負荷がかからないよう，隙間をレジンで埋める必要がある．これは顎関節が治癒するまで続く．したがって，来院のたびに下顎臼歯部とスプリントの間を確認し，隙間ができていればそのぶんだけ回復過程が続いているとして，レジンを添加する必要がある．関節が落ち着けば，隙間は生じなくなるので，それまで注意深く調整を行う．

1）調整法

① 臼歯部へのレジン添加
　スプリントと下顎臼歯部の隙間の有無を確認し，レジンを添加するわけであるが，このときにただレジンを添加し閉口させただけでは，力のかかり方によっては下顎頭が後上方に上がって関節空隙が狭くなってしまうので，患者には噛もうと思わないで静かに閉口するよう指示し，術者が患者の下顎を誘導し硬化まで待つことが必要である．
② ランプ部へのレジン添加
　ある程度症状が軽減したが，その後症状の改善がみられず，また臼歯部の隙間も認められない症例の場合は，もう少し下顎を前方へ移動させる必要のあるケースがある．このような場合はランプ部にレジンを添加し，下顎位をさらに前方へ誘導する．

2）経過観察

　装着後の第1回目を2週間後に行い，それ以降しばらくは1カ月に1度程度のチェックとし，状態が安定してからは2,3,4,6カ月に1度とし，その後症状が安定したら，スタビライゼーションスプリントへ移行する．
　リポジショニングスプリントで症状が改善した場合に起こりうることとして，顎関節部の形態回復により，咬合状態が変化する可能がある．リポジショニングスプリントからスタビライゼーションスプリントへ移行し，経過をみていくわけであるが，患者がそのまま順応し，咀嚼等に問題が生じなければ，セルフケアを行いながらスタビライゼーションスプリントを徐々に離脱していく．しかし，咬合位の変化により咀嚼等に問題が

第Ⅱ章 スプリント製作の実際

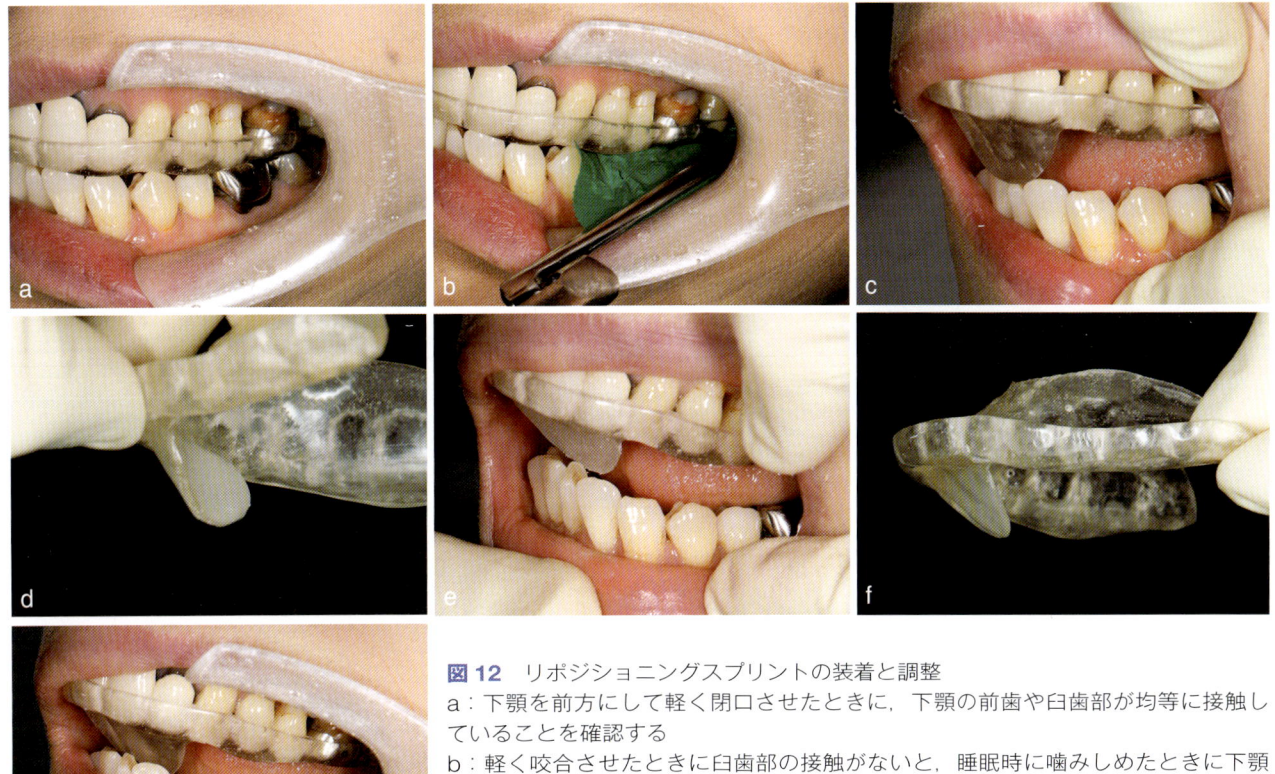

図12 リポジショニングスプリントの装着と調整
a：下顎を前方にして軽く閉口させたときに，下顎の前歯や臼歯部が均等に接触していることを確認する
b：軽く咬合させたときに臼歯部の接触がないと，睡眠時に噛みしめたときに下顎頭が上方に偏位し，関節円板周囲組織の圧迫を生じてしまう
c〜e：下顎前歯がランプ部の先端部よりも後方に入り込んだり，切端部に当たってしまう場合は，噛みしめによる閉口力が加わった際に，前歯部が支点になって顎関節部に大きな破壊力が加わることになる
f,g：ランプ部からテーブルへの移行部が直線的になるよう調整する

生じた場合は，咬合状態改善のため，矯正または補綴処置を行うかどうか患者と相談することになるが，治療には慎重である必要がある．
　直接法として，ベースプレートを用い口腔内で直接レジンを用い成形する方法は，第Ⅳ章（120〜124頁），第Ⅴ章（131〜134頁）などを参考にしていただきたい．

45

文 献

1) 瓦井千穂ほか．加熱温度によるマウスガード適合性に関する研究．スポーツ歯学．2002；5(1)：25-29．
2) 前田芳信，松田信介．マウスガードだけじゃない！ 成形器利用マニュアル．クインテッセンス出版，2006．

第Ⅲ章

DJDとスプリント療法

中沢勝宏

第Ⅰ章でも述べられているとおり，変形性顎関節症（DJD）の治療においてもスプリント療法は有効である．この点を理解するためにはDJDとスプリント療法の関係を明らかにする必要がある

DJDはどんな病気

　日本顎関節学会では，以前の治療指針ではIV型と分類していてパノラマX線写真で下顎頭に変形のある例を，診断のフローのなかで最初にルールアウトして，それ以降の診断はそこでストップしていた．ところが，DJDにもいろいろな状態の症例があるので，最初に分けてしまうと，症例の訴えの病状に気がつかない可能性がある．この診断法ではDJDの本質を見逃す可能性があるので，あらためて考察してみたい．

　Hedgeら[1]は，DJDは関節の崩壊と増殖という特徴をもつ非炎症性疾患であり，崩壊は関節円板の喪失と骨エロージョンという特徴があって増殖部分は関節表面と軟骨下部に新生骨がある．骨硬化，軟骨下層の囊胞および骨棘形成がみられると述べているが，DJDのステージによって異なる所見を示す．

破壊要素

　外傷による組織破壊と，それに次いで生じる滑膜炎が問題を大きくする．

　Hatcherも言うように，事故を除けば顎関節部の破壊の第一段階は関節円板転位である[2]．何らかの原因による関節円板転位の後に顎関節部の破壊は開始する．関節円板転位の原因を一つに絞ることはできない．

　破壊要素は，ほとんど顎関節部に対する「外力」である．「外傷」には①弱くとも持続的な圧迫や，②力学的外力ではない外傷，③歯科治療に限らない患者の日常生活で生じた外力，および④引きはがす力，がある．このなかで，①と②はリンクしている場合が多い．なかでも持続的圧迫力を中心に考察する．

1）下顎位のずれ

　間違ったスプリントや補綴治療，歯列矯正など，閉口位（咬頭嵌合位）が生体力学的に安定していないと言われている下顎位に作られている場合（この下顎位については，すでに詳しく述べた[3]ので，参考にしていただきたい），ズレてしまった下顎位で噛みしめると，一方の下顎頭はディストラクション（牽引力）を受けるが，問題は反対側の顎関節部にコンプレッション（圧迫力）を受けることになる．これらの力は一時的であれば食事がしにくいだけですむのであるが，これが持続すると問題を生じる（図1）．

　さらに，下顎頭を含む下顎枝の長さが左右で異なる症例で噛みしめが生じた場合に，長い下顎枝をもつ側の顎関節部に力学的負荷が生じる（図2）．

2）噛みしめ

　上記の下顎位で噛みしめ癖がある場合，圧迫側ではすでに前方転位してしまった関節円板後部結合組織に循環障害などの病的状態が進行する．これが持続すると，顎関節部の関節空隙にある軟組織に退行性病変が生じるし，部位や外傷の受傷状況によっては炎症を生じる（図3）．痛みを伴う場合には，神経ペプチドによる炎症を惹起する．

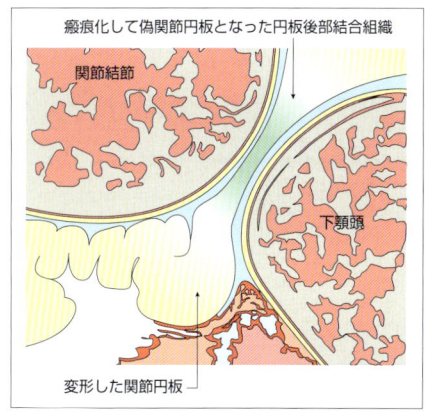

図1 下顎窩と下顎頭の間のスペースが狭くなり，関節空隙が狭くなり持続すると関節円板後部結合組織の循環障害などの障害が生じる

図2 左側顎関節部の痛みを主訴に来院した症例
a：初診時パノラマX線写真では，左側の下顎枝の長さが右側よりも長くみえる
b,c：初診時口腔内写真では，下顎歯列の正中が上顎よりも右側にあり，左側臼歯部ではきれいに噛めているとは言えないが，きちんと噛めている．臼歯部の咬合支持はある
d,e：症状改善時は左側臼歯部が開咬になった．この開咬のスペースが関節の圧迫スペースなのであろう

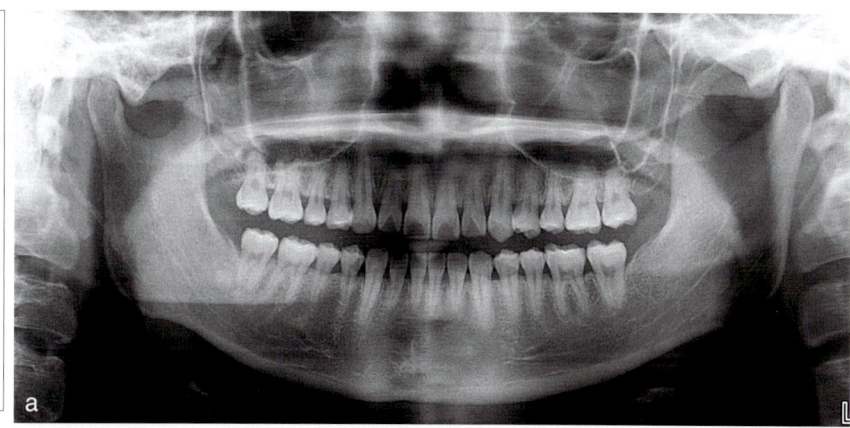

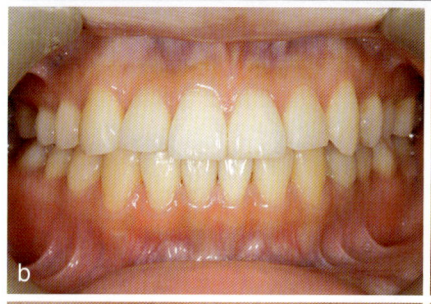

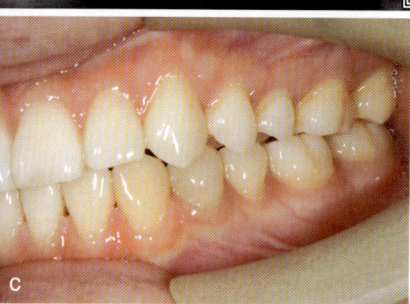

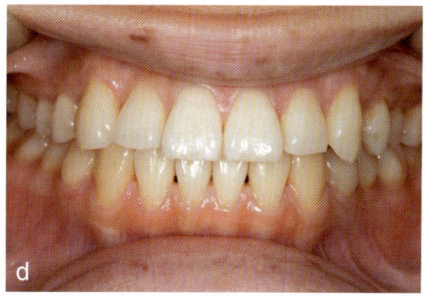

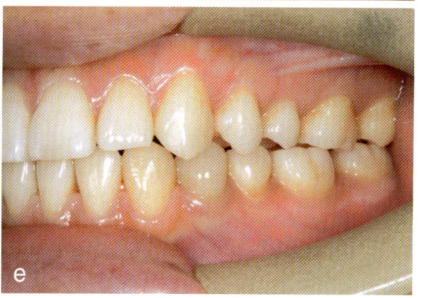

　下顎位が間違っていなくても，噛みしめ癖が長時間にわたる場合には，関節円板後部結合組織を挟んで上下関節空隙に存在する滑液が循環しないので，劣化や枯渇が生じる．この現象は顎関節部軟部組織の変性につながり，上下関節腔での一部癒着を生じる（図4）．
　そして開口障害が生じるのである．このときに噛みしめ力は大きくなくても，ただ不動の状態にあるだけで害になる．力が大きければ，そのぶんだけ害は増す．

DJD症例の対処法と経過

　DJDには特発性のタイプと外傷性のタイプの2種類がある．それぞれの発症機序が異なるので，対策も異なる部分がある．

1）特発性DJD

基本的に全身的な要因が深く関わっているので，対策も全身と局所の2方面から行う必要がある．関係する要因として全身疾患やホルモンバランスの崩れが主なので，はじめに全身的要素を考慮しつつ局所的要素をも取り除く必要がある．局所的要素は力学的負荷の解決なので，歯科的介入が必要になる．その方法は外傷性DJDと同じである．

2）外傷性DJD

DJDに陥るきっかけが外傷なので，対策は関節に対する機械的負荷を取り除く歯科的介入が第一選択である．同時に投薬，食事療法などを取り入れる．

外傷が生じた後に活性酸素の発生，低酸素再灌流，痛みによる神経因性炎症を経て，アラキドン酸代謝異常，各種サイトカインの放出とMMPs（Matrix metalloproteinase 活性中心に金属イオンが配座しているタンパク質分解酵素の総称）による骨基質破壊が生じるまで，各種の栄養，薬物的介入機会がある．

歯科的介入

全身疾患やホルモン異常などの既往を含めてCBCTまたはMRIなどで画像診断を行い，正しい診断を行った後に歯科的介入が始まる．

DJDに対する歯科的介入は，最初の段階では顎関節部への機械的負荷を軽減するためにセルフケアを促しつつ，運動療法，スプリント療法を行い，関節構造が安定するのを待って咀嚼機能改善，審美性改善ための歯列矯正や補綴治療が必要になる．

1）セルフケア

通常言われているような噛みしめ防止と，うつぶせ寝禁止などである．

特に「ガム転がし」が有効である．「ガム転がし」とは粒ガムを噛んで軟化し，口腔内で球状に成形し，それを舌の上に載せておくだけである．読者も試みるとおわかりになると思うが，無意識の噛みしめが生じにくくなる．

2）運動療法

顎関節部のDJDでは，関節包内部に炎症性変化が生じているので，滑液の循環を促し分子量の小さくなった滑液を関節の運動療法で少しでも正常な滑液に近づける．

3）理学療法

筆者の診療室で行っている理学療法は，基本的にはLumix2™というコールドレーザー治療器を用いている（図5）．この装置の特徴は40ワットというハイパワーながら，生体に熱を発生しにくい点にある．効果の到達深度が5cm以上と深く，生体内の細胞のミトコンドリアにATP産生を促すことなど多くの特徴がある．

この装置のDJD治療に対する効果は，

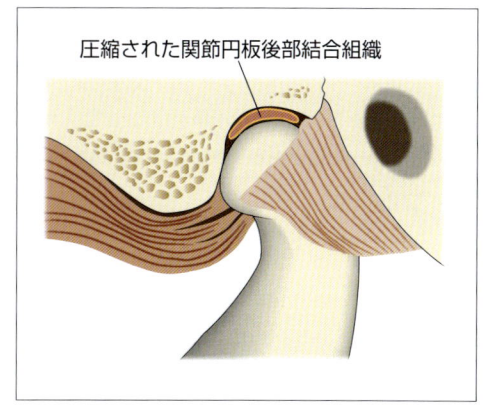

図3 開口障害と違和感を訴えてきた症例　右側顎関節部では関節空隙はほぼ正常だが，左側では関節空隙が極端に狭い．機能障害が生じるのも当然である

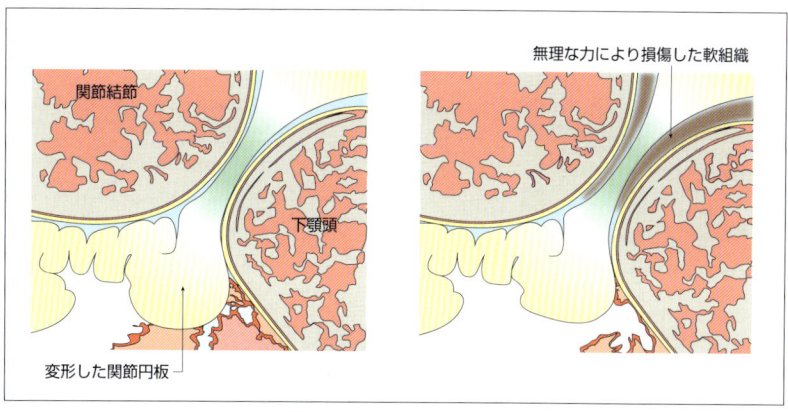

図4 一部でも線維性癒着がある開口障害では，無理に開口すると剥離部分に外傷を生じる．この傷からDJDに変化する可能性がある

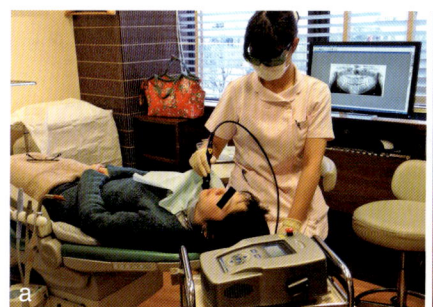

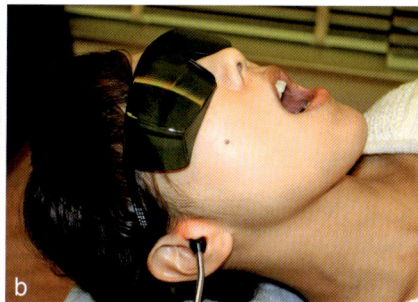

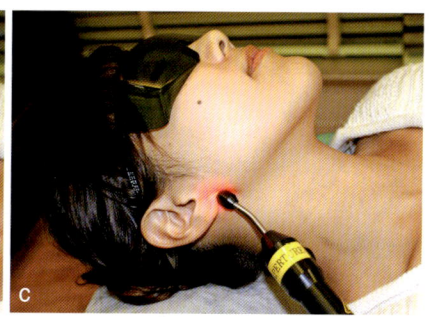

図5 DJDに対しては開閉口運動をさせて滑液を循環させながら顎関節部に照射する．さらに星状神経節近傍への照射も有効である

- 神経細胞に作用して神経興奮を抑えるので，しっかり確認できる鎮痛効果を期待できる．髙橋ら[4]も，顎関節症に対するLLLT（Low Level Laser Therapy：低出力レーザー療法）の有効性を報告している．筆者は，特にLumix2™の照射が，以前に用いていたLLLTの装置よりもはるかに高い効果を示すことを経験している
- 創傷治癒促進作用がある．この点もいくつかの報告があり[5,6]，DJDの痛みのコントロールに有効であるとしている．DJD治療における治癒促進と痛みの改善についてはRossが有効であるとの報告をしている[6]

筆者ら顎関節症臨床医の会では，この装置についてすでに成書をまとめているので参考にしてほしい[5]．

4）スプリント療法

日中はセルフケアを行い，睡眠時の嚙みしめで生じる顎関節部への機械的負荷を軽減するためにスプリントを装着する．詳細は次項で述べる．

5）関節腔穿刺と洗浄（arthrocentesis）

関節腔内部の炎症性物質は関節を破壊しつづけ，さらなる炎症を起こす．積極的に関

節腔内部のサイトカインを洗い流し，関節破壊の進行を停止させる[7]．

6）投薬と栄養

薬物投与と栄養補給で顎関節の破壊を防ぐ．顎関節部が過負荷を受けてから破壊につながるまでのカスケードの各箇所に，薬物や栄養を補給して，破壊阻止のための要素を組み込む（**表1**）．

DJDの症例に対するスプリント療法

　DJDの症例は下顎頭が吸収している症例がほとんどであり，スタビライゼーションスプリントの咬合採得時基準位である中心位が変化しつづける．したがって，スタビライゼーションスプリントの調整が難しくなる．

　下顎頭が吸収すると，吸収した長さだけ外側靱帯に緩みが生じ，下顎頭の位置が安定しにくくなるからである．このように考察すると，DJDの症例に対してはリポジショニングスプリントが最適であると考える．さらに，DJDに対してスプリント療法を行う利点として，顎関節の吸収変形があるとスプリントの接触関係が変化しつづけるが，来院のたびに丁寧な調整をすると，次回来院時にどのくらいの変化をしたかモニターできることである．したがって，スプリントの接触関係が変化しなくなれば，変形が収まってきていることを示す．

　このようにして，スプリントを介して顎関節のコンディションをモニターすることで，頻繁なCBCTの撮影をする必要がなくなるのである．

症例

患者（図6a〜c）：歯科衛生士学校学生
主訴：左右顎関節部自発痛，肩痛，頭痛
既往歴：特になし
現病歴：

　中学生のときに，右顎が引っかかって閉口できなくなったことがあるが，これは自己整復できた．しかし，徐々に頭痛，左右側顎関節痛，左右側肩痛が生じるようになり，さらに痛みが増して現在に至る．

現症：
・関節（雑）音なし
・自発痛；左右側頭痛，肩痛
・圧痛；頭を含めて頭頸部全体に圧痛
・開口運動；右側で動きが悪い

初診時診断：右側顎関節部圧迫，筋筋膜痛
治療：セルフケアの指導とスタビライゼーションスプリントをセットした

表1　関節負荷コントロール

> 筋肉の緊張低下による関節過負荷コントロール：
> ① 向精神薬を用いて筋の過緊張を防止し結果的に関節負荷を低下させる．
>   ・アミトリプチリン（トリプタノール®）：三環系抗うつ薬で口腔顔面痛の領域ではおなじみの薬剤である．非定型顔面痛に対して効果が確認されている．ブラキシズム防止の作用があり，筋痛防止にも用いられる
>   ・クロナゼパム：ベンゾジアゼピン系の抗てんかん薬で，強力な筋弛緩作用が確認されている．舌痛症の治療に用いられることもある
> ② ボトックス：A型ボツリヌス毒素．25～50単位を咬筋に注射することで，筋の緊張を抑制することができる．筆者の経験でも，かなり有効で，症例によっては今までで一番楽だという患者もいる．しかし，効果は3～4カ月しか続かない
> ③ SSRI（セロトニン再取り込み阻害作用薬）服用中止：抗うつ薬であるが，服用することでパラファンクションの増強がある．この服用を中止することで，パラファンクションを防止できる
> ④ チアガビン：抗てんかん薬．SSRI因性のブラキシズム防止に用いることができる
> ⑤ 塩酸ブスピロン：長期投与型精神安定剤．SSRI因性のブラキシズム防止に用いることができる

1）経過

　徐々に症状は改善してきたが，日による症状の変動が著しく不安定である．その原因がどこにあるか考察したところ，メンタルストレスや睡眠時の姿勢に影響を受けていると判断した．その原因が変形が著しい左側下顎頭にあるかもしれないと思い，下顎運動を調べてみた．

　6自由度（三次元的に下顎体全体の運動軌跡を記録できる）の下顎運動記録装置トライメット®（東京歯材）を用いて，患者の下顎運動を記録した．特にスタビライゼーションスプリント装着時と非装着時の側方運動を記録した．そのデータをコンピュータグラフィックスで表示した．この検査では，下顎頭の運動軌跡に注目した．その結果，下顎頭の運動軌跡は歯の斜面の影響を受けることがわかった（図6d,e）．それでは歯の誘導がない状態ではどうなるか．

　スタビライゼーションスプリント装着時は歯の斜面の影響がないので，下顎頭が小さいほうは側方運動時に下顎頭は後上方に移動する．そしてスタビライゼーションスプリントでは，側方運動時に下顎頭が後方に下がるので，かえって障害を生じる可能性がある（図6f,g）．このような症例では，睡眠時の側方運動で下顎が後方に下がって，関節痛の原因になることがある．さらに，気道が狭くなって閉塞性睡眠時無呼吸症候群の原因になる可能性もある．したがって，このように下顎窩のサイズに対して下顎頭が小さく変形した症例では，スタビライゼーションスプリントは非適応になると判断した．

　そこで，睡眠時に装着すべきスプリントはリポジショニングスプリントと判断した．理由は睡眠時に下顎が後方に落ちるのを防ぐのができることと，右側ジョイントスペー

図6 症例

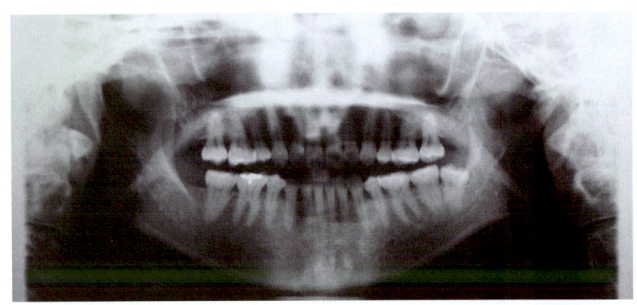

a：初診時パノラマX線写真では，左側下顎枝と下顎頭が極端に小さく萎縮している様子がわかる

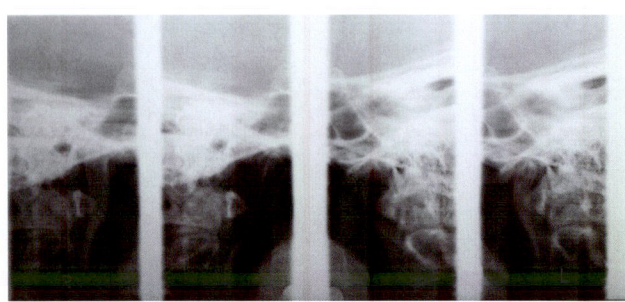

b：初診時4分割法顎関節部X線写真では，左右とも運動障害はみられない

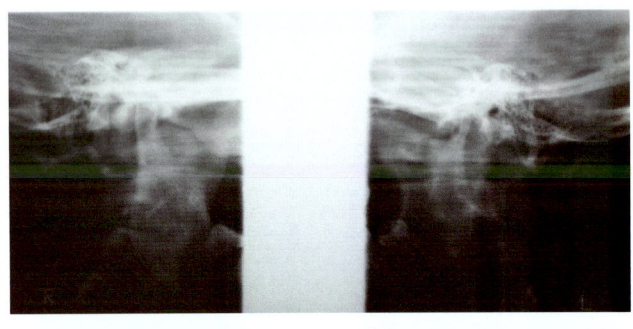

c：初診時顎関節部断層X線写真では，左側下顎頭のサイズが極端に小さいことがわかる

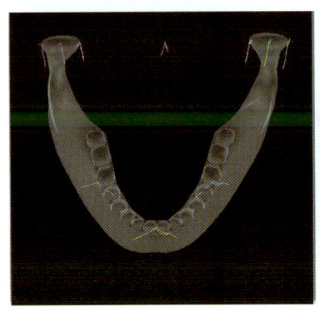

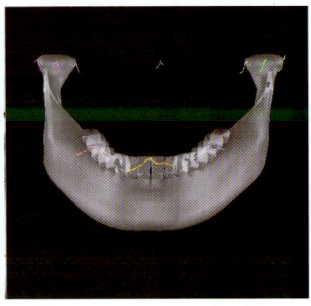

d,e：下顎側方運動を三次元的に観察すると，歯の誘導を受ける状態では切歯路も下顎頭も，屈折しながらでも前方運動を中心とした運動経路を描く．それは前方観でも水平観でも変わらない

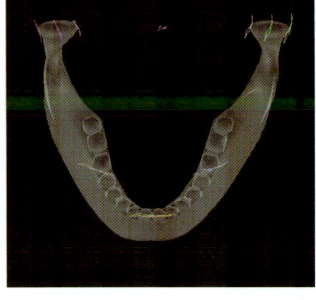

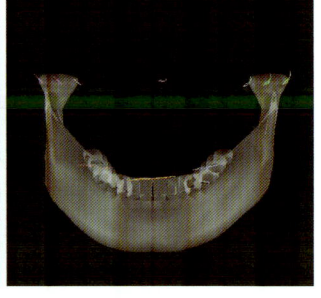

f,g：スタビライゼーションスプリントを装着した三次元的な運動経路の観測では，水平観で下顎切歯の運動経路はゴシックアーチを描かずに直線的な経路であった．DJDで小さくなっている下顎頭の運動経路は，作業側において後方運動経路が長い．前方観では左右側の下顎頭の作業側運動経路が後上方に至っている．特に下顎頭が小さい左側においては，後上方への運動経路が長い．これではスタビライゼーションスプリント装着時に睡眠すると，下顎が後方に落ちて関節痛，閉塞性睡眠時無呼吸症候群の原因となる可能性がある

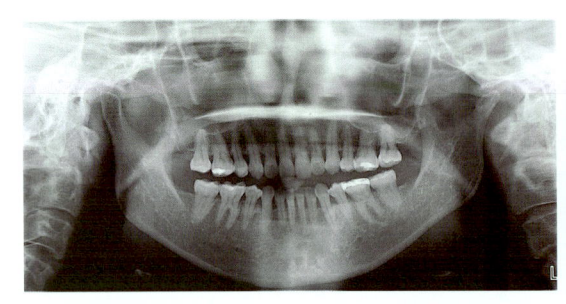

h：再初診時のパノラマX線写真．左側下顎頭が小さいことは変わっていないが，撮影時に下顎を前方突出させたときの左右臼歯部の顎間距離が，左側で狭い

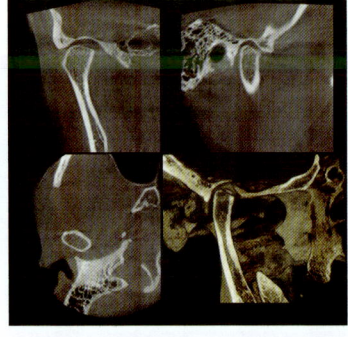

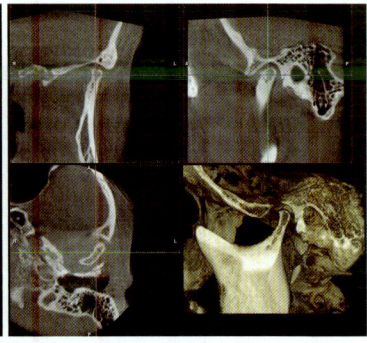

i：左側下顎頭は小さくなっているが，DJDの進行は収まっているようである．左側顎関節部の画像の右下レンダー画像（実体化画像）をみると，下顎窩に対する下顎頭のサイズがきわめて小さいことがわかる

54

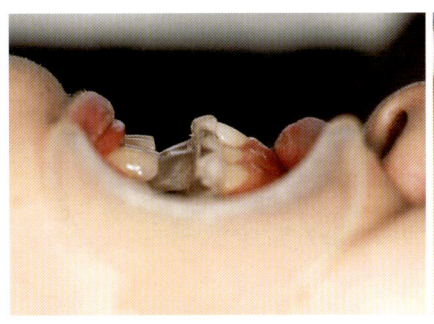

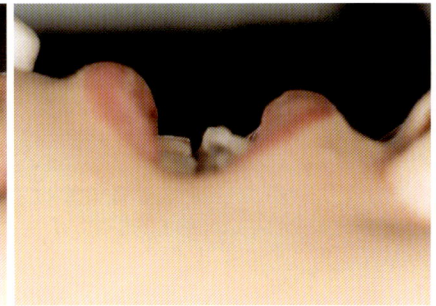

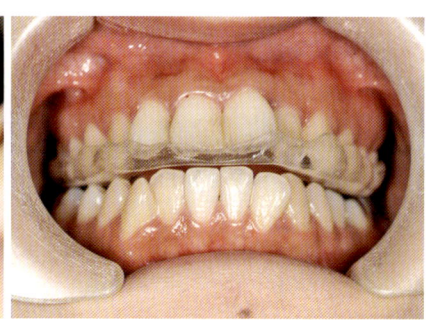

j〜l：リポジショニングスプリントで閉口すると，スプリント前方にある斜面（ランプ）に下顎前歯部が当たり，それ以上へ移行すると下顎が前方に誘導される

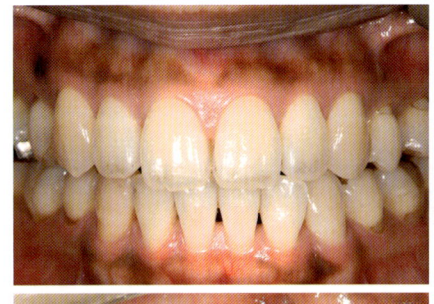

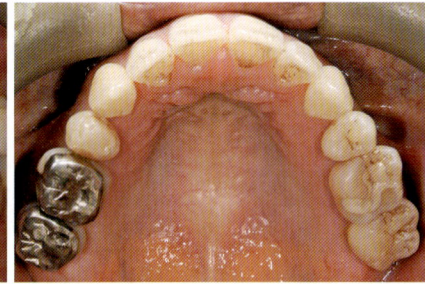

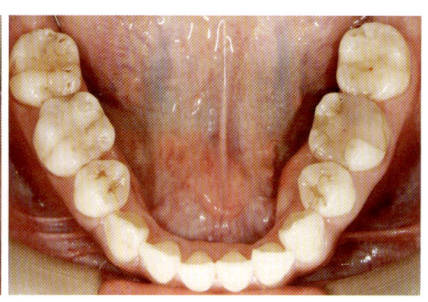

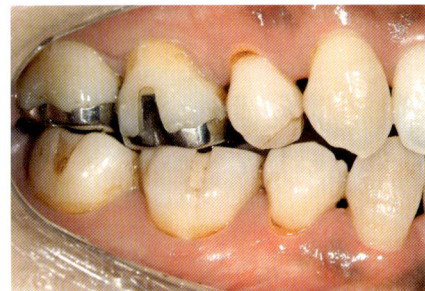

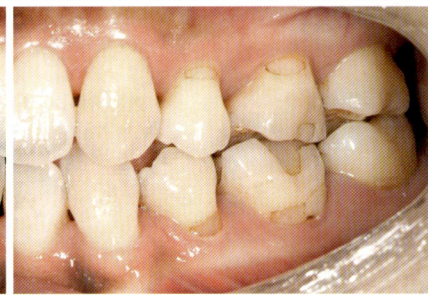

m〜q：リポジショニングスプリントの装着後に開咬となったスペースを埋めるために，右側臼歯を銀合金の暫間被覆冠で高くした

スを得ることである．その結果，右側顎関節痛は改善したので終診とした．

2）再来院

しかし，最近になって再び激しい頭痛があり，20年ぶりに再来院した（図6h）．痛みは右側に集中していた．

調子がよかったのでスプリントの装着をしていなかった．しかも，歯科衛生士として仕事をするうえでストレスが増したために，無意識に噛みしめている時間が長くなった．右側顎関節部に対する機械的負荷が大きくなり痛みが強くなると考えた．

咬頭嵌合位でCBCTを撮影した結果，この位置で噛みしめると左側下顎頭は下顎窩に対して小さく，ジョイントスペースは十分にあるが，右側では下顎窩と下顎頭の後上方の間のスペースが狭い．この状態で噛みしめが続くと右側の関節円板後部結合組織に

循環障害が生じて痛みを生じる（図 6i）．

このことを確かめるために，ジョイントスペースを確保するタイプのマニピュレーションで痛みは消失した．

再来院後における改めての診断は，右側顎関節部慢性外傷による痛みである．そこで，セルフケアの再確認とリポジショニングスプリントを装着した（図 6j 〜 l）．

その結果，リポジショニングスプリントの装着を数カ月経過したところで右側が開咬になった．開咬スペースを埋めるために，右側臼歯の咬合を銀合金の暫間被覆冠で高くした（図 6m 〜 q）．そのときの閉口位は中心位である．その後，この状態でかなり楽にはなったが，噛みしめをコントロールできないために，忙しくなると頭痛が生じる状態が続いた．

患者は頭痛専門医を訪れてミグシス®（片頭痛予防薬）を処方されて，服用してもあまり変化は感じられないとのことであるが，当院でのマニピュレーションでは明らかに痛みが消失する．このことから，頭痛は片頭痛以外の原因，すなわち顎関節部の痛みが考えられた．

現在は，頭痛が生じたときには運動療法による自己牽引[8]で改善することで，経過観察中である．

まとめ

DJD に伴う痛みのコントロールには，基本的にはリポジショニングスプリントが効果的であった．下顎頭が変形して小さくなっている症例においては，スタビライゼーションスプリントはかえって悪影響がある可能性があることを示した．

DJD については，筆者が歯界展望に詳細を述べてあるので，それを参考にしていただきたい[3]．

文 献

1) Hedge S, et al. Molphological and radiological varidations of mandibular condyles in health and disease：A syastematic review. Dentistry. 2013；3(1)：154.
2) Hatcher DC. Progressive condylar resorption：Pathologic prosses and imaging considerations. Seminars in Orthdontics. 2013；19(2)：97-105.
3) 中沢勝宏．変形性顎関節症（DJD）の診断と対応．歯界展望．2015；126(5-6)；960-982，1214-1233.
4) 髙橋　哲ほか．顎関節症患者に対するレーザー治療の経験．東北大歯誌．1997；16：112-120.
5) 顎関節症臨床医の会編（中沢勝宏編集代表）．レーザーを用いた疼痛緩和と治癒の促進－コールドレーザー治療のすすめ－．医学情報社，2015.
6) Ross G, et al. Photobiomodulation：An invaluable tool for all dental specialties. J Laser Dent. 2009；17(3)：117-124.
7) 髙橋　哲．顎関節症の生化学的研究の最前線－顎関節滑液解析の診断および治療への応用－．東北大歯誌．2001；20：50-74.
8) 顎関節症臨床医の会編．顎関節症運動療法ハンドブック．医歯薬出版，2014.

第IV章

症例

　顎関節症は，同様な症状を示しても，患者によってその原因は異なる．特に生活習慣や悪習癖が関連していることから，個々の原因の背景因子を捉え，病態説明を行い，セルフケアを指導することが必要になる．
　スプリント療法についても，基本を守ることは重要であるが，さまざまな状況において適切な対応をすることが求められる．この症例集の執筆者は，いずれも大学病院の専門外来などで，20年以上の経験を積んだ者ばかりである．スプリント療法としての基本コンセプトは同じであるが，そこからさらに自分の方法を築き上げてきた．
　ここではスプリント療法についてだけでなく，それに付随するアプローチについても注目していただきたい．なお，個々の症例について，スプリントに対する工夫や狙いを含めた症例解説について記載されているので，それぞれ参考にしていただき，ぜひ自分の診療方法を確立していただきたい．

1 顎関節への負荷軽減を考慮したスプリントの工夫

島田 淳

スプリント療法を行うにあたり気をつけていること

　筆者が大学病院補綴科に勤務し始めた約30年近く前には，顎関節症の治療は，スプリント療法と咬合調整が主流であった．当時は，顎関節症の原因の多くは咬合によるものとされ，生活習慣や悪習癖なども関連があるとされてはいたが，あまり積極的には指導を行っていなかった．また，痛みがあれば安静が第一とされ，運動療法の重要性についてもあまり知らなかった．

　顎関節症のどんな症例であれ，スプリントを製作し，毎回咬合接触を確認し，中心位で，とにかく全歯列が均等に接触するよう調整していた．他科や開業医の先生方からの紹介で来る患者のほとんどは，やはりスプリントが装着されていたが，顎位や咬合接触をみると，顎位設定や調整について，あまり考慮されていないケースも多く（図1），これを設定，調整し直すだけでも症状の改善がみられ，やはりスプリント療法を行うにあたっては適切な配慮が必要であると考えていた．

　その後，EBMの重要性が取り上げられ，顎関節症治療におけるスプリント療法にはあまりエビデンスがないとされた．またセルフケアや運動療法の重要性が取り上げられるとともに，治療効果についても，プラセボをはじめ，さまざまな因子を考えなければならないことがわかった．これらを考慮して治療を行うようになり，たしかにスプリント療法のみを中心にしてきたときよりも，治療成績は向上した．それでも起床時の顎関節症症状を訴える患者の多くはセルフケアだけでは対応できず，やはりスプリント療法は必要である．

　ただ，第Ⅰ章にも述べられているように，スプリント装着により症状の悪化がみられる症例があるのも事実であり，これを防ぐためには，セルフケアを必ず行ってもらうことが絶対必要条件である．そのうえで，スプリント製作過程において適合のよいスプリントを作るために基本を守ること，顎関節を保護するために顎位や咬合接触，ガイドについて適切な配慮を行うことが重要である．

　ここでは，スプリントをただ装着しただけでは症状が取れなかったと思われる症例について解説する．

　なお筆者は，スプリントを直接法で用いる時の熱可塑性シートによりベースプレートを作るときには，図2に示すように，シート圧接後に，常温重合レジン添加時のレジン硬化時の発熱でシートの変形が生じづらいよう，シートからベースプレートを切り離す前に，レジンで形態を作り補強している．また最近では，スプリントの適合や調整の

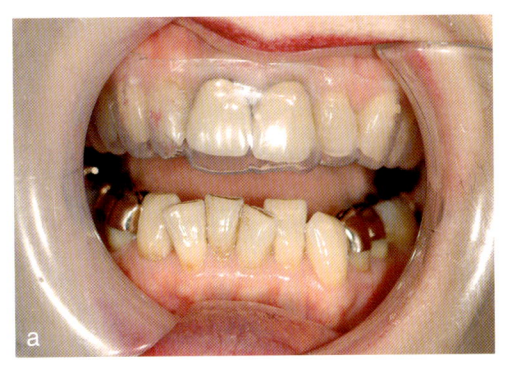

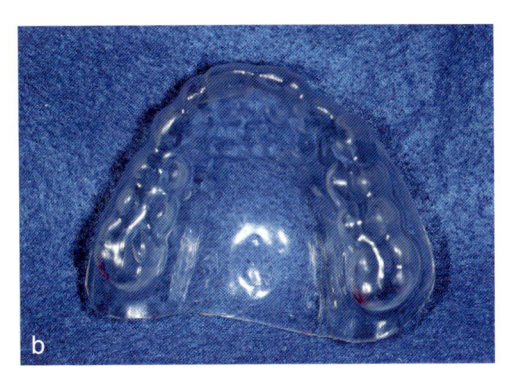

図1 不適切なスプリント療法による症状悪化例
患者は67歳，女性，主婦．1カ月前に他院にてスケーリング後より右側顎関節痛と開口障害が出現．すぐにスプリントを装着してもらったが，スプリントを入れると痛みが強くなるので今は入れていない．スプリントを外していたら症状は楽になったが，心配なので来院．現症は無痛開口量33mm，自力最大開口量35mm，強制最大開口量35mm．開口時右側顎関節部に痛み．左右顎関節部，咬筋，側頭筋に圧痛．両側顎関節円板障害（Ⅲb型），両側咀嚼筋痛障害（Ⅰ型）と診断した

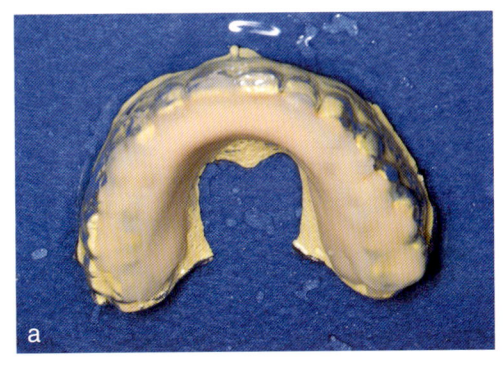

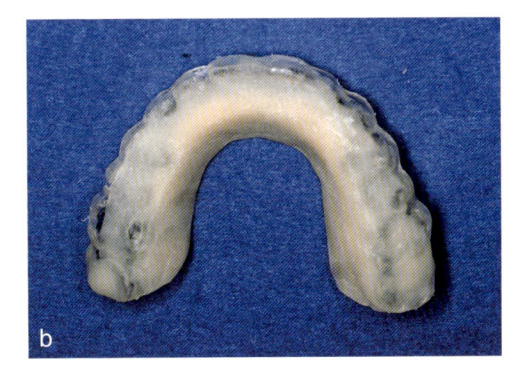

図2 熱可塑性シートを用いるときの工夫

　操作性のよさから常温重合レジンでふりかけ法にてスプリント製作を行うことが多い．いずれにしても，明確な意図をもってスプリント療法を行う必要がある．

症例1　関節円板と下顎位に対して考慮した症例
　　　　（スタビライゼーションスプリント）

患者：26歳，女性，美容師

主訴：① 左顎がガクガク鳴り，たまに口が開かなくなる．② 起床時，食事中，仕事中に左顎が痛くなる．③ 噛みあわせが気になる

現病歴：

　1年半前ぐらいから，左の顎がガクガクしてきた．だんだん顎が歪んできた気がする．かかりつけの歯科へ行くと噛みあわせが問題だとして咬合調整を行う．その後から肩こりと頭痛が出現したため，スプリントを製作したが歯が締めつけられ，違和感があり，頭痛がだんだんとひどくなる．歯を削ってから症状が悪化したので，歯は削らないでほしい．顔の輪郭が歪んできている．

既往歴：特になし

現症（図3a～g）：

　VAS 72．起床時，咀嚼時，仕事中に鈍痛が2～3時間．頭痛，肩こり

　睡眠時間；8時間．熟睡できている

　ブラキシズム；睡眠時は自覚なし．覚醒時は自覚あり．舌・頬粘膜にやや圧痕あり

　咀嚼側；左

　睡眠時の姿勢；左側を下にして寝ている．枕の高さは普通

　仕事；週5日，1日8時間勤務

　ストレス；仕事でイラッとすることがある

診察・検査：

　無痛開口量45mm．痛みなし．前方位からの開口ではクリックはなく直線に開閉口する

　圧痛点；左側顎関節，両側咬筋，両側胸鎖乳突筋

　咬合；中心位から咬頭嵌合位へのズレ大（図3h,i）．$\frac{7}{7}$が早期接触し，左側へ偏位．オープンバイトでやや下顎前突

　画像検査；パノラマ・4分割ともに異常なし（撮影時開口量は35mm程度）

診断：

　左側復位性顎関節円板障害（Ⅲa型），咀嚼筋痛障害（Ⅰ型）．左側のレシプロカルクリック（前方位でのクリック消失）．咀嚼筋の圧痛．起床時と仕事中の症状が強いことから，睡眠時，覚醒時のパラファンクション等の問題が考えられる

　顎変形症の疑い；オトガイ部の側方偏位が大きい（顔面非対称）

治療計画：

　① セルフケア

　　覚醒時噛みしめ，上下歯列接触癖（TCH，9頁参照）の是正．貼り紙法，ガムころがし

　　運動療法；仕事中などに定期的に開口して下顎の偏位を是正する．関節円板整位運動．入浴後に自己牽引訓練

第Ⅳ章 症例

図3 症例1

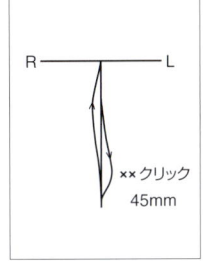

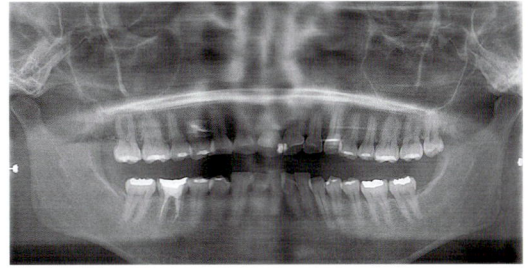

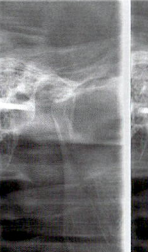

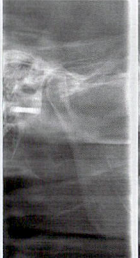

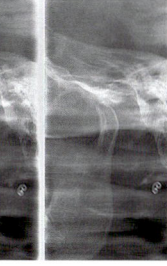

a：初診時開閉口軌跡

b：初診時パノラマX線写真

c：初診時4分割X線写真

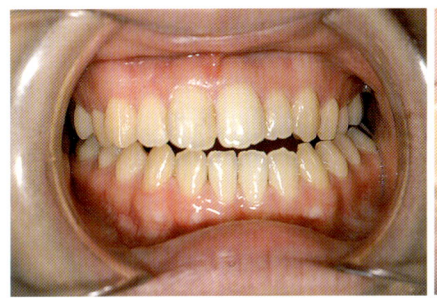

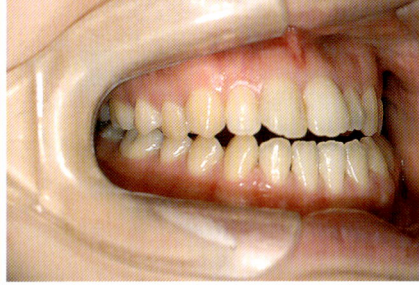

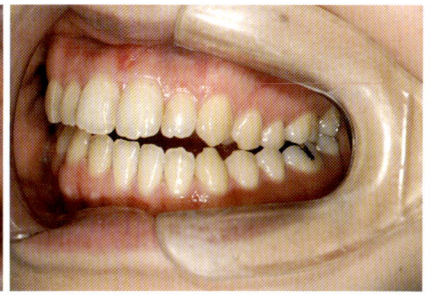

d〜f：初診時口腔内写真

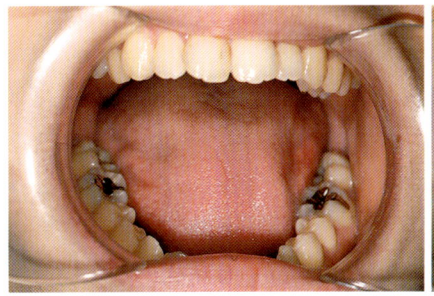

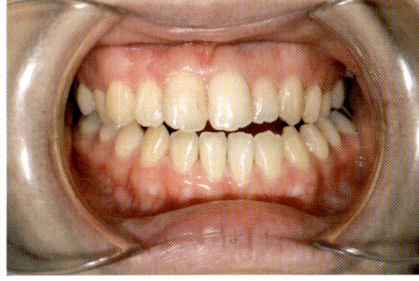

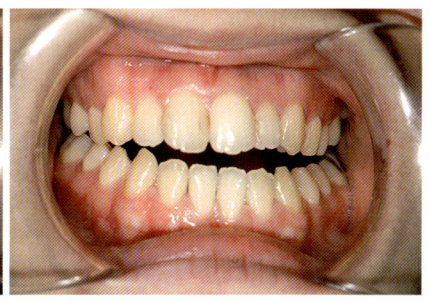

g：舌の圧痕

h：咬頭嵌合位

i：中心位

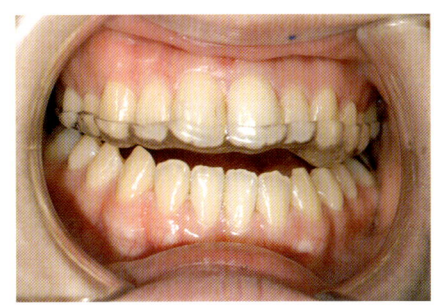

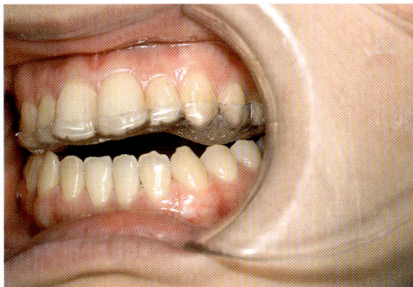

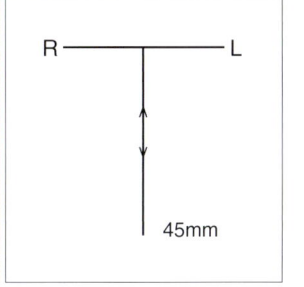

j,k：スプリント装着

l：8週間後の開閉口軌跡

睡眠時なるべく仰向けで寝る

②マニピュレーションとコールドレーザー（Lumix2™）

③スプリントを，左側関節円板が復位し，中心位と思われる位置で作る

④症状改善するようなら，矯正医に相談

治療経過：

2週間後；VAS 62．病態説明とインフォームド・コンセント．セルフケア指導

4週間後；VAS 60．症状はそれほど変化していない．セルフケア確認．マニピュレーションとレーザー照射（星状神経節近傍，SGR）．スプリントのための印象，咬合採得，フェイスボウ

6週間後；VAS 50．左側円板が復位した状態で中心位と思われる位置でスプリント装着（熱可塑性樹脂＋常温重合レジン，図3j,k）

8週間後；VAS 12．起床時の痛みはなくなる．覚醒時も痛むことは少なくなっている．関節（雑）音は気になるときもある．圧痛は咬筋深部のみ．開閉口はまっすぐになっている（図3l）．咬頭嵌合位からの開口ではクリックあり

10週間後；VAS 0．スプリントとセルフケアを行っていれば，顎の調子はよい．噛みあわせは気になるが，歯は削りたくない．矯正を紹介するが，矯正を行うには夫の了解が得られず断念．現在は歯周病のメインテナンスとともに3カ月ごとに経過観察中

考察：

　この症例は，顎変形症のため顎関節と歯列のバランスが悪く，そこに覚醒時，睡眠時のブラキシズム等の負担過重が関連していた可能性が高い．覚醒時はセルフケアを行うが，咬合の問題で睡眠時下顎が偏位してしまう可能性があることから，スプリントが必要な症例であると思われた．

　ただ前医では，スプリント装着により症状が悪化，頭痛が出現している．おそらく咬頭嵌合位から挙上したタイプのスプリントであれば，またそこに側方へのガイドがあったならば，下顎が偏位した状態で顎関節に負荷をかけることとなるので，症状が悪化する可能性がある．

　今回のスプリントの役割は，関節円板が復位した状態で中心位と思われるところで顎位を保ち，顎関節への負担軽減を図ることであった．症状改善後，矯正を希望し矯正医へ紹介したが，仕事と家庭の事情で矯正は時期をみてということとなり，経過観察中である．

症例2　ブラキシズムによる力の方向に考慮した症例
（スタビライゼーションスプリント＋ランプ）

患者：43歳，女性．主婦

主訴：

　長年，顎関節症で悩んでいる．スプリントが2カ月前に壊れ，補修したのを使っている．この2カ月は状態がよくない（痛みというより重いこわばる感じが続いている．奥歯で物が食べづらい）

　① 噛みあわせの違和感．② 顎関節周辺のこわばり．③ ときどきの頭痛や首の痛み

現病歴：

　8年前に上下左右の智歯を抜歯後1カ月ぐらいしてから，急に噛みあわせが変わって，どこで噛んでいいかわからなくなり，顎も痛くなった．

　かかりつけ医で診察してもらうが異常ないと言われ，大学病院を紹介された．大学病院では左顎の痛みもあることから顎関節症と診断され，スプリント療法を開始．その後は口が開くようになり，噛みあわせの違和感の最悪の状態は，ほぼなくなった．しかしながら，7年たっても違和感は残っている．噛みあわせには異常ないとのことで，7年間，毎回スプリントの調整のみであった．

　2カ月前にスプリントが破折．3日間スプリントをしないで寝たら噛みあわせが変わり，どこで噛んでいいかわからなくなった．大学病院でスプリントを修理してもらったが調子が悪いため，ホームページをみて来院．

既往歴：特になし

現症（図4a～h）：

　VAS 83．起床時に強いが，常に鈍痛がある．頭痛，首の痛み，顔の歪み

　睡眠時間6時間ぐらいだが不眠の自覚あり．寝つきが悪い，熟睡できない．睡眠時の姿勢は，左を下にしてくいしばっている

　咀嚼は左側が多かったが，顎の調子が悪いときには右側

　睡眠時のブラキシズムを家族に指摘される

　覚醒時には，いつも噛みあわせを探している

診察・検査：

　開口量43mm．左側クレピタス．開口時に左側へ偏位

　圧痛点；両側顎関節（右＞左），両側咬筋浅部・深部（左側は強い），両側側頭筋（前部は強い），両側内側翼突筋，両側胸鎖乳突筋

　咬合状態；前歯部オープンバイト．左側第一小臼歯が干渉

　診断的マニピュレーション；楽になった，すっきりした

　画像診断（パノラマ，4分割）；右側下顎頭に比較して左側下顎頭がやや小さく，運動量も少ない

診断：咬合違和感症候群．左側顎関節円板障害（非復位性の可能性あり．Ⅲb型）．両側咀嚼筋痛障害（Ⅰ型）

治療計画：
　① セルフケア
　　噛みあわせを探さない，上下歯列を合わせない．寝るときは仰向け，マッサージ
　　運動療法；可動域訓練（左側顎関節の可動域を広げる），自己牽引訓練
　② 理学療法
　　物理療法；コールドレーザー
　　運動療法；マニピュレーション（ストレッチ，ブロックを用いて）
　③ スプリント療法
　　中心位で新たに作る

治療経過：
　2週間後；VAS 70．セルフケアを行うことで，まっすぐ口を開けられるようになってきた．筋症状も多少よくなっている．両側顎関節，両側咬筋浅部・深部，両側側頭筋前部に圧痛．スプリント製作のための印象採得

　5週間後；VAS 52．夜中に噛みしめていて，左顎が痛くて目が覚める．両側顎関節，両側咬筋深部，両側側頭筋前部，両側胸鎖乳突筋に圧痛．星状神経節近傍レーザー照射．マニピュレーション．スプリント装着（熱可塑性樹脂＋常温重合レジン，中心位，図4i,j）

　12週間後；VAS 40．開閉口の違和感，痛みがなくなる．左側顎関節，左側咬筋深部，右側胸鎖乳突筋に圧痛．噛みあわせの違和感，頭痛，こめかみの痛みがある．スプリント臼歯部の接触が弱くなっているので，レジンを添加

　18週間後；VAS 60．右側顎関節と左側咬筋深部に圧痛．睡眠時にスプリントを入れていて，顎が痛くて目が覚めることがあった．睡眠時に症状が悪化することから，スプリント装着が顎関節の保護となっていない可能性が考えられたため，睡眠時のパラファンクションに対し関節を保護するためランプ付与（図4k）

　22週間後；VAS 46．スプリントに慣れるまで調子悪かったが，1週前より少し落ち着いた．睡眠時に症状が悪化することはない．スプリントにはランプ部の咬耗と臼歯部の咬耗がみられることから，ランプがあることにより下顎が後退しない位置でブラキシズムをしていると思われる．ランプがなければ下顎が下がった位置で顎関節に負荷をかけていた可能性が高い．噛みづらい感じはなくなり，わかめ，キノコも噛める．日常生活に不自由はなくなるが，右側顎関節のみ圧痛

　26週間後；VAS 20．顎の調子は悪くない．開閉口路はまっすぐになっている（図4l）．咬合は変化なし．左側小臼歯が高く，高い所で噛みしめていると疲れてくる．左側顎関節のみ圧痛．マニピュレーションとレーザーを行うと，咬合がよくなった気がする．自己牽引と開口練習．スプリントの臼歯の咬耗部にレジン添加

　34週間後；VAS 16．この1カ月は大丈夫．家族から顔の感じが以前に戻り，下顎が前に出てきたと言われる（図4m）．顎も噛みあわせも気にならなくなっている．全体的に噛んでいる気がする．初診時と比較して，咬合接触部位が増えている（図4n,o）．スプリントは調子よい．咀嚼筋の触診はこっている感じはあるが，痛みはない．口唇の

第Ⅳ章 症例

図4 症例2

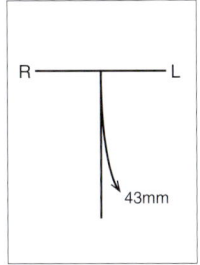

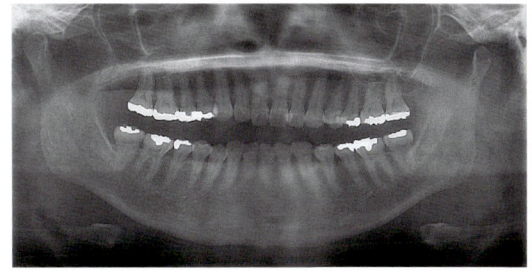

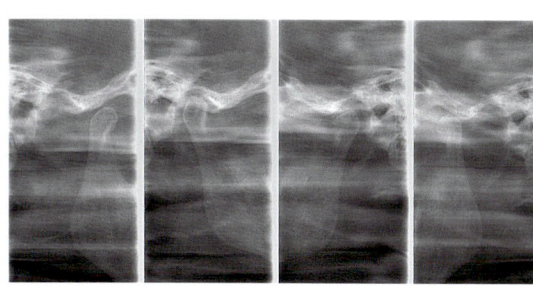

a：初診時開閉口軌跡

b：初診時パノラマX線写真

c：初診時4分割X線写真

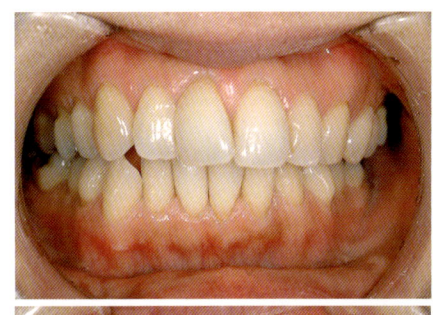

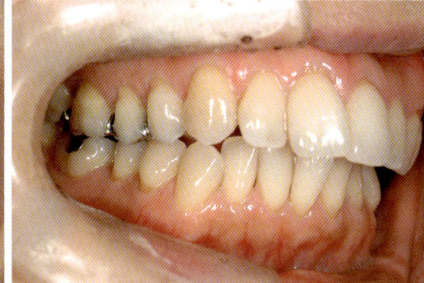

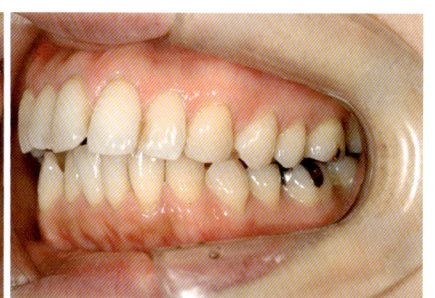

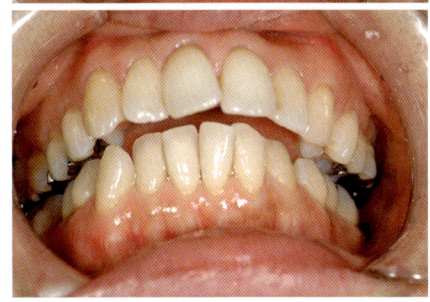

d〜g：初診時口腔内写真

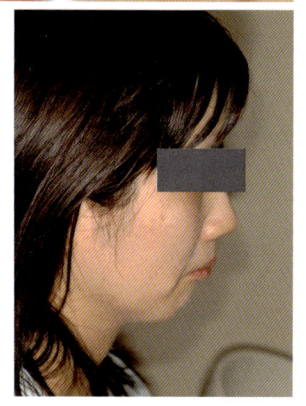

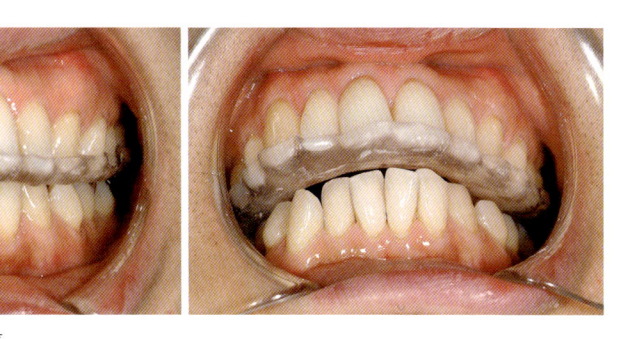

h：初診時顔貌．口唇の緊張がみられる

i,j：スプリントの装着

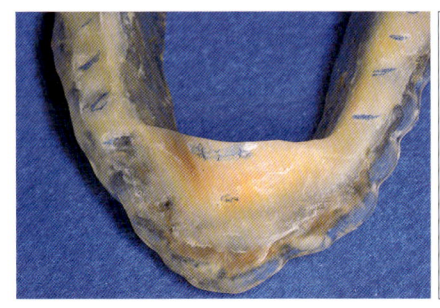

k：スプリントに付与したランプ

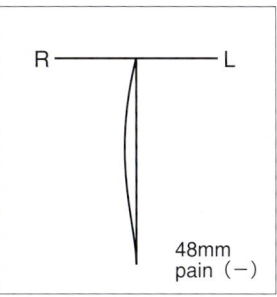

l：26週間後の開閉口軌跡

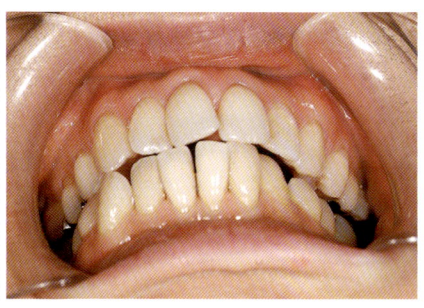

m：34週間後の咬合状態

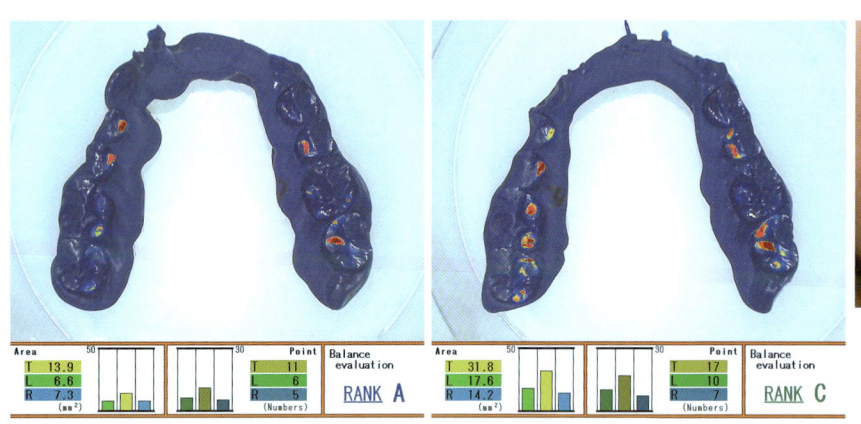

p：口唇の緊張が取れている

n,o：初診時と34週間後のバイトアイによる比較

緊張は取れてきている（図4p）．マニピュレーションをすると顎はほぐれた感じがするが，咬合が変化する自覚はない

考察：

　この症例は，睡眠時のパラファンクションに加え，生活習慣，悪習癖の関与と咬合の問題（オープンバイト）が重なり，症状が複雑になっていたと思われる．まず，睡眠時のパラファンクションによる過負荷の問題，左側を下にして寝ている，噛みあわせを常に探しているなど，覚醒時，睡眠時の生活習慣と悪習癖の問題があり，さらに顎関節，特に左側の下顎運動制限と前歯部オープンバイトのために顎位が不安定になりやすいことが原因と思われた．したがって，セルフケアと，下顎，特に左側顎関節の可動域を拡大するための運動療法が必要であり，さらに顎関節の保護のためにはスプリントが不可欠と思われた．

　ただ，通常のスタビライゼーションスプリントでは，睡眠時に下顎が後方へ偏位している可能性があり，顎関節への負荷をコントロールできなかったため，この症例ではスタビライゼーションスプリントにランプをつけ，下顎頭が後方へ偏位するのを防ぎ，睡眠時の顎関節への負荷の軽減を図った．本来はリポジショニングスプリントのほうが適応であると思われたが，スプリントに対する違和感が強いため，スタビライゼーションスプリントの位置でのランプ付与を行った．もし症状の改善がみられなければ，リポジショニングスプリントが必要だったと思われる．

　下顎運動の回復とともに症状の改善がみられ，最後におそらく顎関節の回復がなされたことにより咬合状態が変化し，症状が安定したのではないかと思われた．いろいろな条件が関与していたため時間がかかったが，保存療法のみでの顎関節症症状と咬合違和感の改善がみられ，セルフケアとともにスプリントによる睡眠時の力のコントロールが重要であった症例である．

　なお，このケースでの咬合違和感は，顎関節の状態に関連していたと思われる．

症例3　積極的に顎関節への負荷軽減を試みた症例（リポジショニングプリント）

患者：47歳，女性．会社員

主訴：口は開くが，顎が腫れるぐらいに痛い．痛みが取れるなら何でもしたい．ただ，噛みあわせはいろいろと試したがよくならなかったので，咬合に触ってほしくない．

現病歴：

　15年ぐらい前に右側臼歯部の治療時，左側でばかり食べていたら顎が痛くなった．その後は数軒の歯科を受診するも症状は変わらず．これまで通院した歯科医院で15年前からいろいろなスプリント（前歯部型，スタビライゼーション，臼歯挙上型），ソフトタイプ，ハードタイプを使用．10年前に下顎臼歯を挙上する治療を受けたが，どれも効果なし．現在はスタビライゼーションスプリントを睡眠時に使用．

既往歴：

　30歳のときに不安症．心療内科でデパス®処方．現在も体がだるく，寝られないときはデパス®を服用することもある．40歳のときに子宮筋腫．

現症（図5a～h）：

　VAS 58．起床時と夕方に，いつもボーッとした左側咬筋部の腫れるような痛みが2～3時間続く

　睡眠時間と質；6時間ぐらい．熟睡できず，中途覚醒

　習癖など；睡眠時ブラキシズム．子供のころからしていて，自分で目が覚めることある．クレンチング，グラインディングともあり．覚醒時も気がつくと噛みしめている．TCHの自覚もあり，舌・頬粘膜の圧痕なし．咀嚼側は左側，睡眠時の姿勢はなるべく仰向け

　これまで生活習慣，運動療法などの改善のための指導を受けたことがない

診察・検査：

　無痛開口量55mm

　左側咬筋深部，左側側頭筋，左側顎二腹筋後腹，左側胸鎖乳突筋に強い圧痛

　咬合状態，画像検査は特に問題ない

診断：左側咀嚼筋痛障害（Ⅰ型）．顎関節・咀嚼筋への負担過重のため筋症状が出現する可能性あり．現在のスプリントは顎関節・咀嚼筋保護の役割を担っていないと思われる

治療計画：

　① セルフケア

　　　生活習慣指導：貼り紙法（TCH是正）．睡眠前にリラクゼーションを行う

　　　運動療法：仕事時，1時間に1回は，椅子から立ち上がり，身体を動かすとともに口を大きく開け，5秒間保持することを3回行う．ガムを柔らかくして舌の上で転がす（ガムころがし）．咀嚼筋マッサージ，自己牽引法

　② 薬物療法

　　　葛根湯と立効散を1日3回服用を2週間

③チェアサイドでの治療

　コールドレーザー，マニピュレーション．現在使用中のスタビライゼーションスプリント調整するが，スタビライゼーションスプリントで効果がないようなので，リポジショニングスプリント製作へ

治療経過：

　2週間後；VAS 46．セルフケアを行っている．休暇中（ゴールデンウィーク）はよかったが，仕事が始まったら痛むようになる．漢方は効いているような気がするが，すごく痛いときは効かない．開口量 50mm，51mmで左側咬筋痛．左側顎関節，左側咬筋，左側側頭筋，左側顎二腹筋後腹，左側胸鎖乳突筋に圧痛．左側星状神経節近傍にコールドレーザー（SGR）10分，左側顎関節，咬筋，側頭筋前部，胸鎖乳突筋にコールドレーザーしながらマニピュレーションを10分すると，少し楽になる．咬合は変わらず．リポジショニングスプリントのための印象，咬合採得．葛根湯と立効散を4週間

　8週間後；痛くて腫れることはなかった．ボーッとはしているが，すごく痛い回数は減った．夕方と眠りが浅かったときに痛みやすい．全体的には楽になっているが，圧痛点は変わらず．開口量 50mm，51mm 左側咬筋痛．コールドレーザー，マニピュレーション．咬合は変わらず．リポジショニングスプリント装着（ふりかけ法＋常温重合レジン，図 5i～m）

　9週間後；リポジショニングスプリント装着により，劇的に顎はよくなった．しかし起床時に下顎前歯が痛いため，急患で来院．スプリント調整

　12週間後；VAS 16．前歯の痛みはなくなる．起床時に顎が痛むことはない．夕方はボーッとしてくる．朝痛くないので楽である．開口量 53mm，痛みなし．圧痛点はほぼ変わらないが，痛みは弱くなる．コールドレーザー，マニピュレーションを行う．咬合，スプリントの接触状態は変わらず

　16週間後；VAS 5．朝はほとんど痛くない．仕事中のみ少し痛い時がある．開口量 53mm，痛みなし．左側咬筋深部，左側側頭筋前部に圧痛，左側胸鎖乳突筋に弱い圧痛．コールドレーザー，マニピュレーションを行う．咬合，スプリントの接触状態は変わらない．スプリントのランプ部 7|7 咬合面には，下顎が前方へ滑走していた跡がある（図 5n）

考察：

　この症例のポイントは，起床時の痛みと仕事中の痛みのコントロールである．仕事中の痛みに関しては，生活習慣，悪習癖の是正，運動療法などのセルフケアが必要であり，起床時の痛みに関しては，スプリントが必要となる．これまでセルフケアの指導を受けていないことも症状を慢性化させた原因と思われる．

　しかし，現在使用中のスタビライゼーションスプリントや，以前使用した前歯部型スプリント，咬合挙上型スプリントは効果がないとのことである．効果がないということは，睡眠時ブラキシズムからの顎関節，咀嚼筋の保護ができていないと考えられる．

　このような症例に対して，顎関節，咀嚼筋の保護に対して，リポジショニングスプリントが有効である場合が多い．ただ今回の症例のように，下顎前歯部の痛みが出ること

図5 症例3

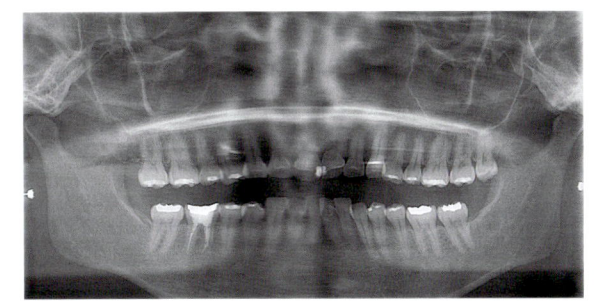

a：初診時パノラマX線写真

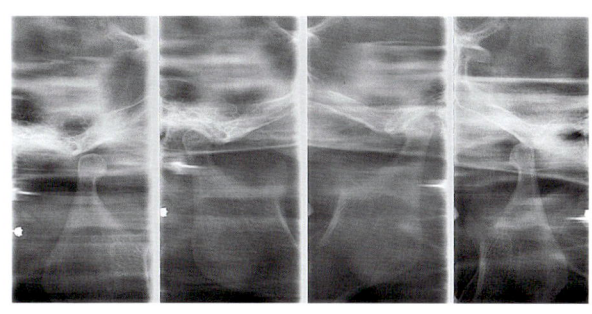

b：初診時4分割X線写真

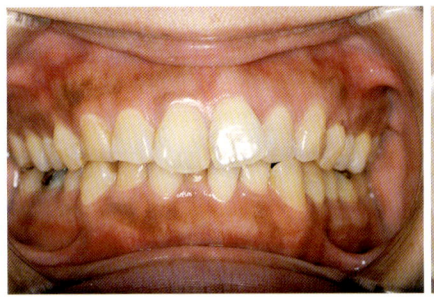

c〜e：初診時口腔内写真

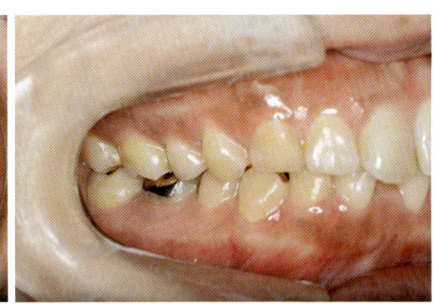

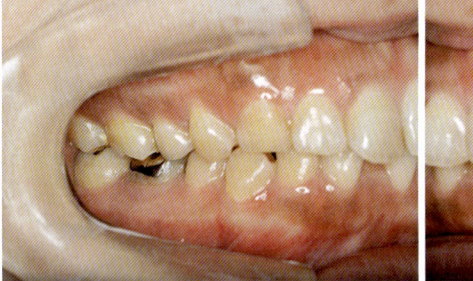

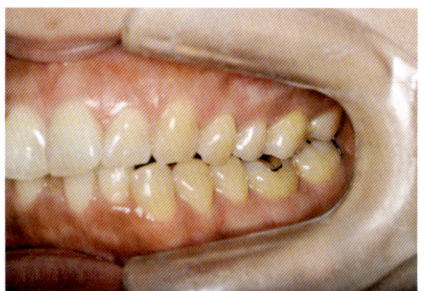

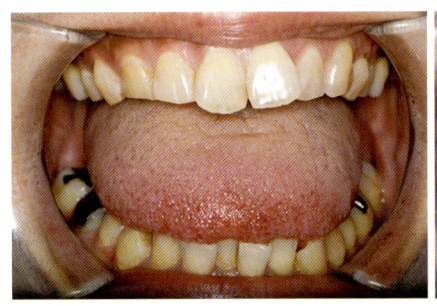

f：舌の圧痕はみられない

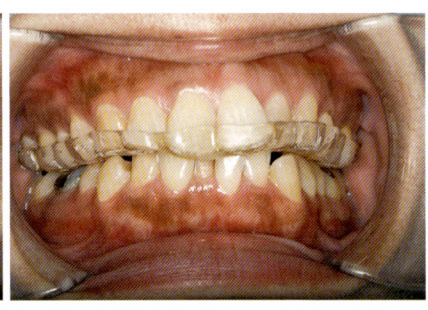

g,h：初診時に使用中のスプリント

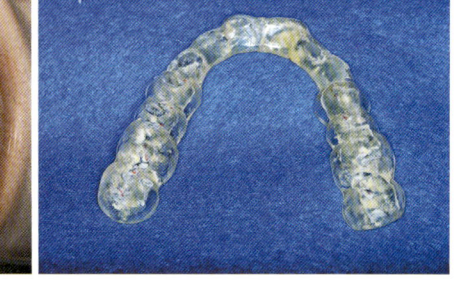

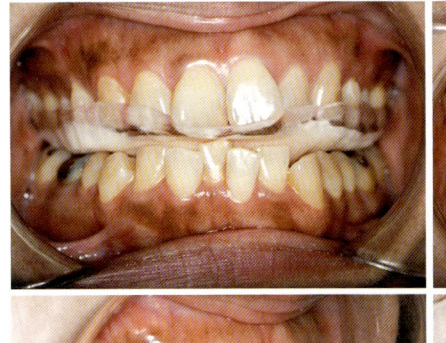

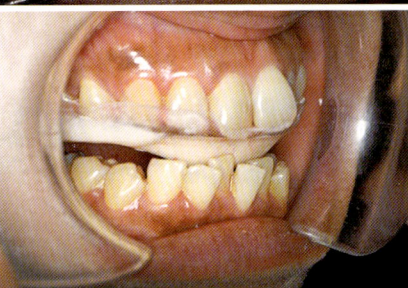

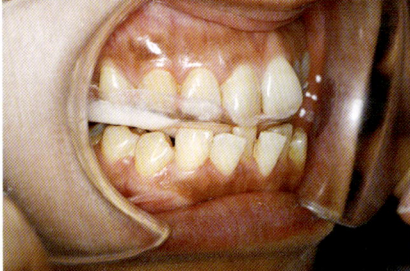

i〜m：リポジショニングスプリント

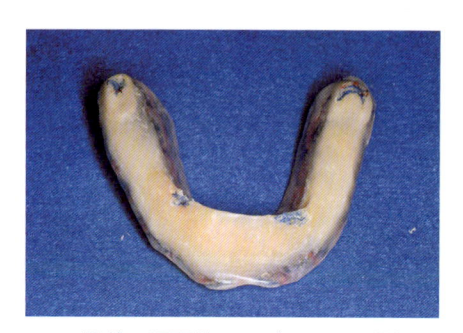

n：装着8週間後のスプリントの状態

があるので，調整には注意が必要である．また，前歯部のランプの後へ噛みこまないようにすることと，最後位臼歯部も，咬合接触がないとかえって症状が悪化するので注意が必要である．

　また，本症例では仕事中にも痛みが出現しているわけであるが，近年，覚醒時の力のコントロールが睡眠時ブラキシズムの減少につながるとの報告が多くみられるようになっており，セルフケアを行うことが不可欠である．

2 スプリントと運動療法の活用による3症例

塚原宏泰

　スプリント治療は保険適応になっており，日常臨床においては頻繁に行われている治療法である．しかしながら，スプリント療法に関して，エビデンスの高い研究報告は少なく，日本顎関節学会による『顎関節症患者のための初期治療診療ガイドライン』[8]においても，咀嚼筋痛を主訴とする顎関節症患者における上顎型スタビライゼーションスプリントが唯一，「"低"の質のエビデンス」で「弱い推奨」となっている．その一因として，治療者によって使用するスプリントの種類とその適応症がまちまちであり，使用目的やその製作方法，調整方法，エンドポイント等も統一されていない現状がある．

　一方，筆者は臨床経験上，適切なスプリントを使用することで治療成果が得られる実感があり，患者自身もスプリントに高い信頼性をもっていることも多い．現在，スタビライゼーションスプリント，リポジショニングスプリント，ソフトスプリントの3種類を顎関節症の病態や患者の生活状態に合わせて使用している．

　可逆的な保存治療として治療成果を導くために，以下にあげる点をスプリント療法の使用原則としている．

① 顎関節の保護のために使用する
② 使用方法は睡眠時のみ，あるいは日中のみであり，24時間使用しない
③ 運動療法やTCH（9頁参照）の是正法などと併用する
④ 歯科医師の監視の下に必ず再評価を行い，不必要な長期間使用はしない

　今回は，顎関節症の病態に則した各スプリントの製作方法とその適応症を，症例報告とともに解説したい．

症例1　顎関節の保護を目的としたスプリント療法（スタビライゼーションスプリント）

患者：53歳，女性
主訴：右顎の痛みと開口障害
現病歴：

　20歳の頃から，左右どちらかは定かでないが関節（雑）音を自覚するも，痛みなどの障害がなかったために放置した．その後，関節（雑）音は消失した．

　半年前，起床後に開口したところ左顎に違和感を自覚した．その約1週間後，食事時に左側顎関節に痛みを自覚，開口障害となった．開口障害および痛みが消失しないため，近歯科医院を受診し，スプリント療法を受けるも症状が緩解しないため，知人に相談し当院受診した．

現症：

　無痛開口量24mm，有痛開口量31mm，強制開口量35mmであった．開口時，下顎が大きく左側に偏位し，開閉口路における顎関節円板性雑音は認められない．自発痛はなく，開口時に左側顎関節部とその周囲に運動時痛（VAS 80）を認めた．閉口時にも同部に運動時痛（VAS 40）があり，また左咬筋中央部に圧痛（VAS 30）がみられた．咬頭嵌合位は安定していたが，患者自身はどこで噛んでいいかわからない状態であった（図6a）．肩こりがひどく，頸部から後頭部まで張りがあり，痛みも肩こりも起床時に悪化している．

　社会的要因および習癖など；配偶者と子供3人と同居．顎関節症発症時期に子供の卒業や入学が重なり，とても多忙であった．問診票から性格は真面目で几帳面．日常から噛みあわせに力が入ってしまい，睡眠時のブラキシズムも指摘されている．

　X線診断；パノラマX線写真から下顎頭の変形は確認できない（図6b）．CBCTや顎関節MRIは撮影していない．

診断：非復位性顎関節円板障害（Ⅲb型），咀嚼筋痛障害（Ⅰ型）．硬性の開口障害で開口時の下顎の左側への偏位が顕著である．触診で左側咬筋に限局した筋痛がみられた．

治療方針：

　ロック期間が約6カ月と，長く陳旧性のクローズドロックに移行していると考えられ，下記の治療方針とした．

① マニピュレーションによるロックの解除を試みるが，ロック解除を目的とするよりストレッチングによる顎関節可動域の拡大を主目的とする
② 痛みのあるときには，アセトアミノフェン1回600mgの服用
③ 顎関節の保護を目的としたスタビライゼーションスプリントを装着．ブラキシズムに対してのナイトガードの役割
④ ロックの解除は望めないため，歯科医院ではストレッチ療法を行い，患者自身での関節可動域訓練を指導実践する（顎関節症臨床医の会，2014[1])参照）
⑤ 6カ月間の上記治療で改善が得られなかった場合には，ヒアルロン酸などの薬剤を顎

図6 症例1

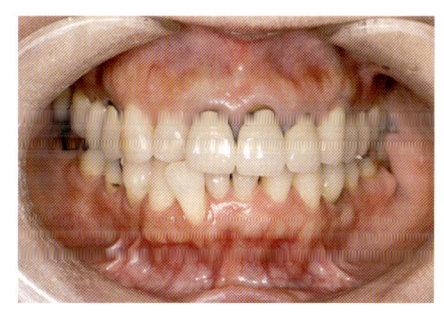

a：初診時の口腔内写真

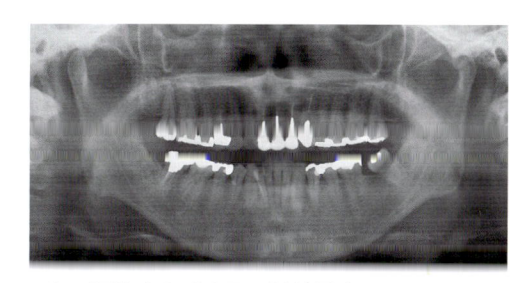

b：初診時のパノラマX線写真

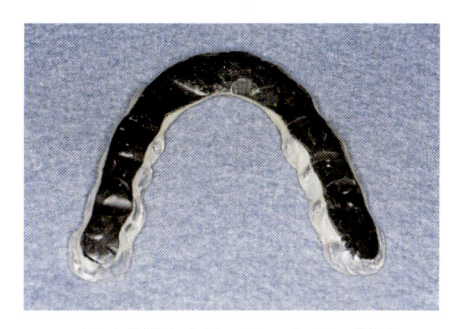

c：スタビライゼーションスプリントの上面を黒くインクで塗ることで，ファセットの深さや形状が判断できる

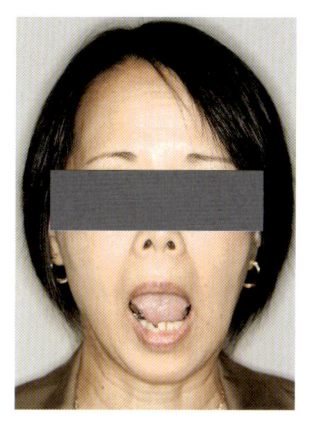

d：治療前の開口時の正面顔貌．開口時に左側顎関節の運動域に制限があるため，顔が左側に偏位している

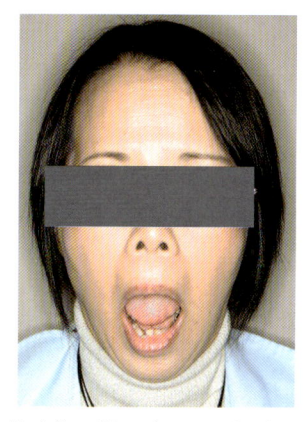

e：治療後の開口時の正面顔貌．開口時に左側顎関節の運動域に制限がなくなったため，顔の偏位がない

関節腔内に注射，もしくは顎関節上関節腔洗浄療法を併用し，顎関節の可動域の拡大および痛みの除去を目指す

治療経過：

初診時；

スタビライゼーションスプリント製作のための印象採得．痛みのあるときのためのアセトアミノフェン1回600mg処方．

2回目（2週間後）；

開口時左側顎関節部の痛みなど，症状に変化なし．

関節可動域訓練を指導し，下顎の動きを理解してもらったうえで，術者によるマニピュレーションを施行．マニピュレーション後は，開口時の前方滑走量の増加（健側と比較し50％→70％），関節（雑）音の出現（ソフトクレピタス），自力開口量の増大（32mm→35mm）であった．

スタビライゼーションスプリントは睡眠時のみ顎関節の保護とブラキシズムに対してのナイトガードのために使用する．セルフケアは，関節可動域訓練（1日5回以上，20分以上）．

3回目（1カ月後）；

起床時の肩こり，頚部～後頭部の痛みは軽減．スタビライゼーションスプリントに一部ファセットが認められたため，その部分を削合調整（図6c）．

セルフケアは，関節可動域訓練は十分にできておらず（1日5分），開口時の前方滑走量が減少していたため，再指導．

5回目（2カ月後）；

スプリントの装着で，起床時の顎の痛みや肩こりが楽になっている．食事時に左側顎関節にVAS40の痛みがあるも，その他の日常生活は支障ない．

術者によるストレッチ（1回10秒，15回）後，開口時の前方滑走量は健側約90％まで増大，開口量の増大（約40mm），クレピタスとクリック様関節（雑）音の出現．

セルフケアは，関節可動域訓練後に自己牽引療法（顎関節症臨床医の会，2014[1]参照）を追加．

7回目（3カ月後）；

スプリントを装着していれば痛みはなく，日常生活に支障なし．スプリントの装着を忘れると，起床時に左側顎関節に圧迫されたような痛み（VAS 40）．

術者によるストレッチ療法後，開口量の増大41mmと顕著なクレピタスの出現．

セルフケアは，継続する．

13回目（7カ月後）；

日常生活で全く支障なし．スタビライゼショーンスプリントを中止しても，痛みの増大なし．

自力開口量43mm，開口時の前方滑走量は健側の約95％でほぼストレートに開口が可能になり，エンドポイントとした（図6d,e）．

セルフケアは，継続する．

考察：

陳旧性クローズドロック患者に運動療法とスタビライゼーションスプリントを併用して治療を試みた．痛みが強く，運動療法の効果出現に時間を要したが，回数や練習時間に相関するものである．

運動療法によって顎関節の可動域が広がると，自ずと痛みの減少が認められた．スタビライゼーションスプリントは痛みの改善に目にみえる関係性は薄かったが，睡眠時に使用しない次の日は症状の悪化がみられる，と患者がコメントした．

図7 スタビライゼーションスプリント

適応症
- 咀嚼筋痛障害
- 顎関節円板障害(主に陳旧性クローズドロック)や変形性顎関節症では顎関節に過度な負担がかかっている場合

製作方法
① アルジネート印象材で上顎歯列の印象を採取し,模型を製作する.普通石膏でアンダーカットをブロックアウトし,熱可塑性プラスチックシート(プラスチックシート・タイプC,オーラルケア)を圧接する.カッティングディスクで余分なプラスチックシートを切断し,プラスチックスプリントを製作する(**a**)
② 口腔内に試適し,浮き上がりや着脱のスムーズさを確認(**b**).咬合挙上量を口腔で決め,模型上で前歯部のみ即時重合レジン(ユニファストⅡ,ジーシー)を筆積みして,決めた挙上量を盛り上げる(**c**)
③ 即時重合レジンが硬化する前に口腔内に装着し,事前に練習していた中心位を印記する(**d**)
④ レジンの硬化後,印記された圧痕以外はフラットに削合し,再度模型上にプラスチックスプリントを戻し,臼歯部に即時重合レジンを筆積みする.口腔内に装着し前歯でフラットテーブルを中心位に噛んでもらい,硬化後に臼歯部はフラットにするため,余剰の即時重合レジンを削合する(**e**)
⑤ 中心位で全歯列の歯が均等にあたるように調整し(**f**),中心位から側方運動時に干渉する部位のレジンを削合し,スムーズになるように調整する(**g,h**)
⑥ スタビライゼーションスプリントの完成(**i**)

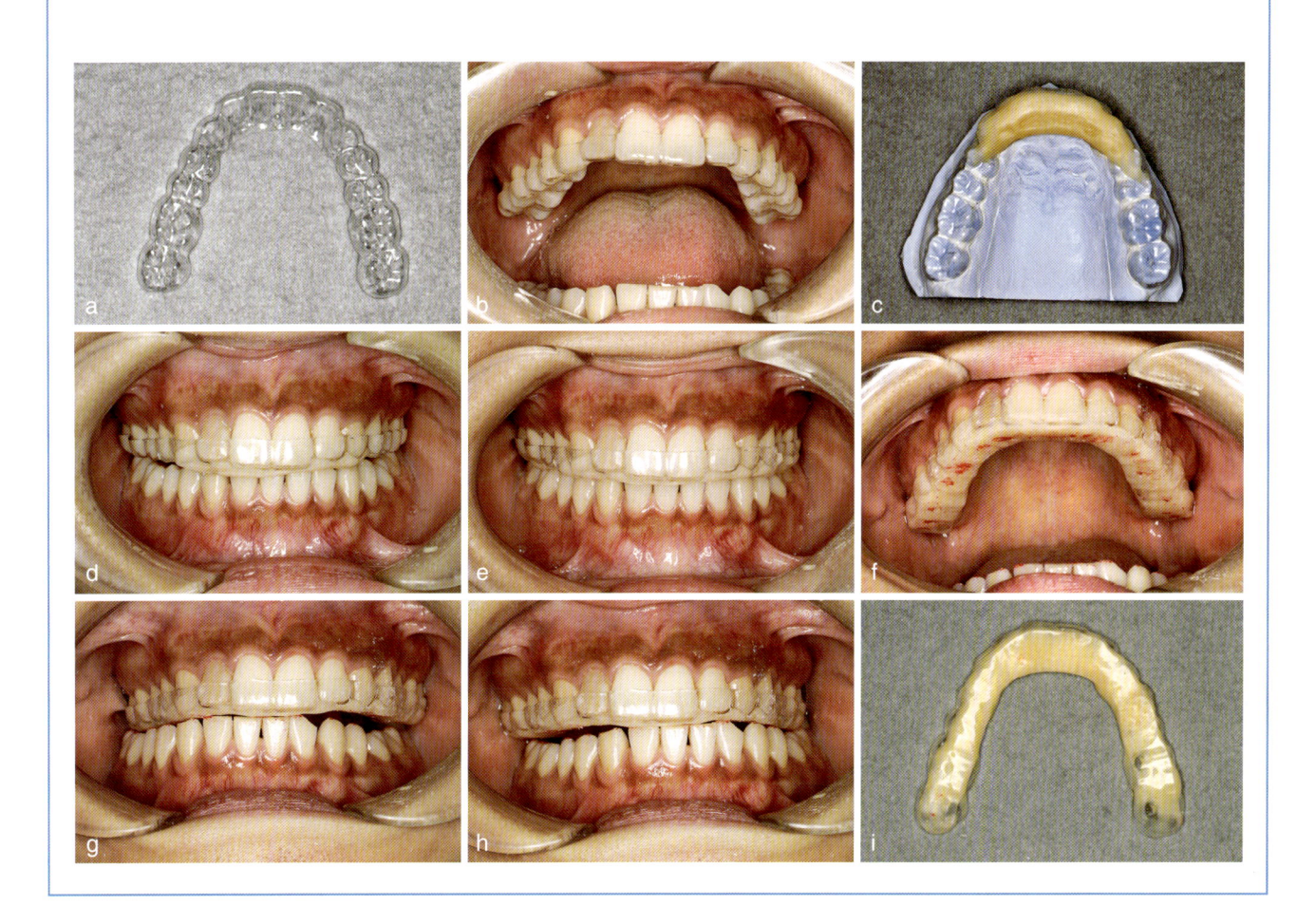

症例 2　非復位性関節円板前方転位症例の復位後のスプリント療法（リポジショニングスプリント）

患者：26 歳，女性．
主訴：右顎が食事中に引っかかる（図 8a）
現病歴：

　20 歳の頃から右顎のガクガク感と関節（雑）音を自覚．2 年前より右顎の関節（雑）音がはっきりするようになったため，近歯科医院を受診し，スプリント療法を受けた．スプリントは睡眠時のみ使用していたが，起床時に突然開口できなくなった．スプリントの使用を中止したら開口障害はなくなったため，それ以降は放置していた．しかし，1 週間前から食事中に引っかかるようになり，開口障害が出現した．症状の改善がみられないため，当院を受診した．

現症：

　無痛開口量 10mm，強制開口量 10mm と，ほとんど変わらない．

　開口時，下顎が大きく右側に偏位．開閉口路における顎関節円板性雑音は認められない．自発痛はなく，強制開口させると右側顎関節部とその下方に痛み（VAS50）を認めた．頭痛と肩こりがあり，噛みしめの自覚と睡眠時のブラキシズムの指摘もあった（図 8b,c）．10 年前に矯正治療を受けており，咬合位は安定している．

　社会的要因など；両親と同居．仕事は一般事務．性格は問診票から几帳面であるが，楽観的に物事をとらえる．高校時代にクラリネットの経験がある

　X 線診断；パノラマ X 線写真から下顎頭の変形は認められない（図 8d）．なお，顎関節 MRI は撮影していない

診断：非復位性顎関節円板障害（Ⅲ b 型）．急性クローズドロック．硬性の開口障害で，開口時の下顎の右側偏位が顕著である．開口障害直前の関節（雑）音や以前に開口障害を自覚していることもあり，上記診断とした

治療方針：

　ロック期間が短いことにより，下記の治療方針とした．

① マニピュレーションによるロックの解除
② 痛みのあるときには，アセトアミノフェン 1 回 600mg の服用
③ ロックの解除後にロック再発の防止と顎関節の保護を目的としたリポジショニングスプリントを睡眠時装着
④ ロックの解除後に運動療法（円板整位運動療法：関節（雑）音や引っかかりのない円板整位咬合位を修得した運動療法）を行う

　マニピュレーションによってロックの解除が得られなかった場合には，顎関節腔穿刺を行いパンピングマニピュレーションにてロックの解除を目指す．それでもロックの解除が得られない場合は，顎関節可動域訓練や自己牽引療法によって徐々に開口量の増大を目指す．

図8 症例2

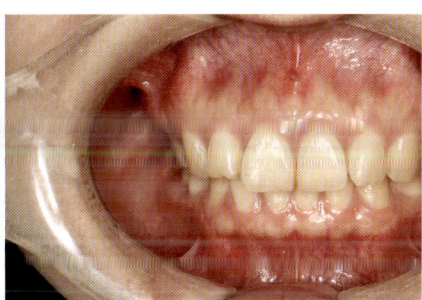

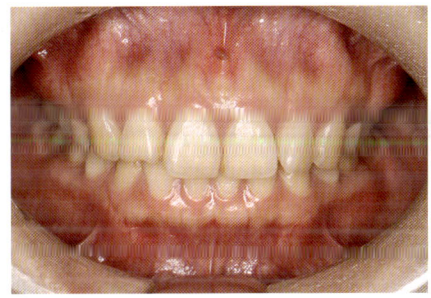

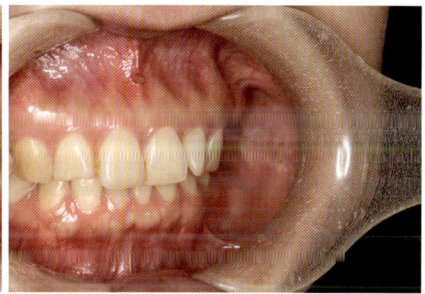

a：初診時の口腔内写真
b,c：頬粘膜の圧痕
d：初診時のパノラマX線写真 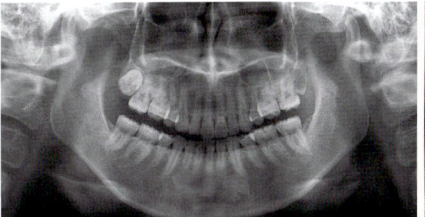
e：リポジショニングスプリント装着 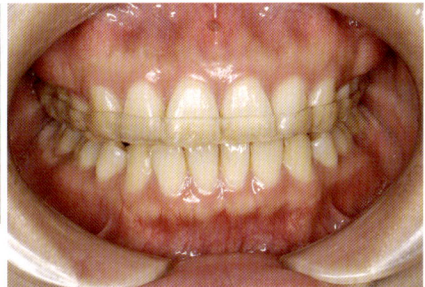
f：円板整位咬合位 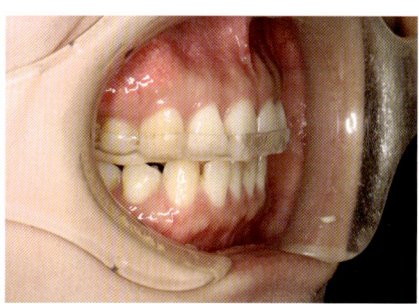
g：リポジショニングスプリントの舌側板によって，円板整位咬合位より後方に行かない 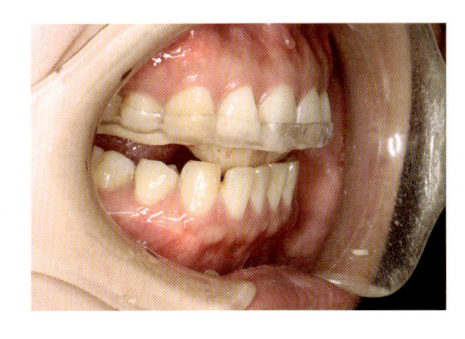

治療経過：

初診時；

マニピュレーションにてロック解除．再度ロックした場合の自力解除法の指導．

2回目（2週間後）；

再度ロックし，2日後に解除の報告があり，強い引っかかりがあったため，リポジショニングスプリントの製作（図8e～g）．

セルフケアとして，顎関節円板整位療法（1日5～6回）[1]と日中の円板整位咬合位の維持の指導．

3回目（1カ月後）；

起床時の引っかかりの消失．食事中の開口障害の消失．

間欠的クローズドロックを認めたが，顎関節を少し右側に移動させてから開口させる

とスムーズに開口可能であったため，スプリント舌側板早期接触部の削合と臼歯部のレジン添加調整．

セルフケアは，円板整位運動療法の継続とTCH是正指導．

10回目（7カ月後，再評価）；

リポジショニングスプリントにより起床直後の関節（雑）音の消失，間欠的クローズドロックの消失を認めたため，スプリントを中止．

セルフケアとして，円板整位運動療法とTCH是正の強化．

16回目（1年1カ月後）；

スプリント中止6カ月．円板整位運動療法とTCH是正にて日常生活に支障なし．

セルフケアは継続し，2〜3カ月ごとの定期検診．

図9　リポジショニングスプリント

適応症
- 顎関節円板障害のうち，間欠的クローズドロックのように関節運動時の引っかかりが強く，生活に支障を生じる場合，急性クローズドロックのロック解除後の再発防止
- 変形性顎関節症で，顎関節に過度な負担がかかっている場合

製作方法

① 患者に関節内の病態を十分に説明し，理解してもらうことが重要である．円板整位運動療法を指導し，運動時における関節円板の動態を説明する．顎位は円板整位咬合位で製作する（関節円板前方転位症例において，開口時にクリックが生じ関節円板が復位する．閉口時に咬頭嵌合位に戻すと関節円板は再度前方転位するが，最大開口位から切端付近の下顎前方位に戻す．その切端付近で開閉口させてもクリックや引っかかりが生じず，かつ咬頭嵌合位に一番近いところが円板整位咬合位である）

② アルジネート印象材で上顎歯列の印象を採取し，模型を製作する．普通石膏でアンダーカットをブロックアウトし（a），熱可塑性プラスチックシート（プラスチックシート・タイプC，オーラルケア）を圧接する（b）

③ カッティングディスクで余分なプラスチックシートを切断し，プラスチックスプリントを製作（c,d）

④ 口腔内に試適し，浮き上がりや着脱のスムーズさを確認（e），事前に指導してある円板整位運動をプラスチックスプリント装着した状態で行い，円板整位咬合位に患者自身で戻せるように何度も練習する（f）

⑤ 模型上で前歯部のみ即時重合レジン（ユニファストⅡ，ジーシー）を筆積みにする（g,h）．即時重合レジンが硬化する前に口腔内に装着し，円板整位咬合位で咬合させ歯列の圧痕をつける（i,j）

⑥ 再度模型上にプラスチックスプリントを戻し，臼歯部に即時重合レジンを筆積みする（k）．口腔内に装着し，円板整位咬合位で咬合させ，歯列の圧痕をつける（l）．硬化後に臼歯部はフラットにするため，余剰の即時重合レジンを削合する

⑦ 再度模型上にプラスチックスプリントを戻し，ラバーカップを用いて即時重合レジンを混和し，プラスチックスプリント前方部の舌側板の形態を作る（m,n）．硬化する前に口腔内に戻し，円板整位咬合位で咬合させ，舌側板に歯列の圧痕をつける（o,p）

⑧ 円板整位咬合位で側方運動時に干渉する部位のレジンを削合．舌側板で後方への下顎の移動を制御し，かつスムーズに側方運動ができるように調整する（q,r）．リポジショニングスプリントの完成（s,t）

考察：

　急性クローズドロックはマニピュレーションによって直ちに解除できた．その後の再ロック防止や顎関節の保護を目的としたリポジショニングスプリントの睡眠時使用と円板整位運動療法の併用は，顎関節の病態に対しての治療効果が認められた．寄与因子であるTCHの是正を継続し安定させることで，顎関節への負担は軽減し，症状は安定した．

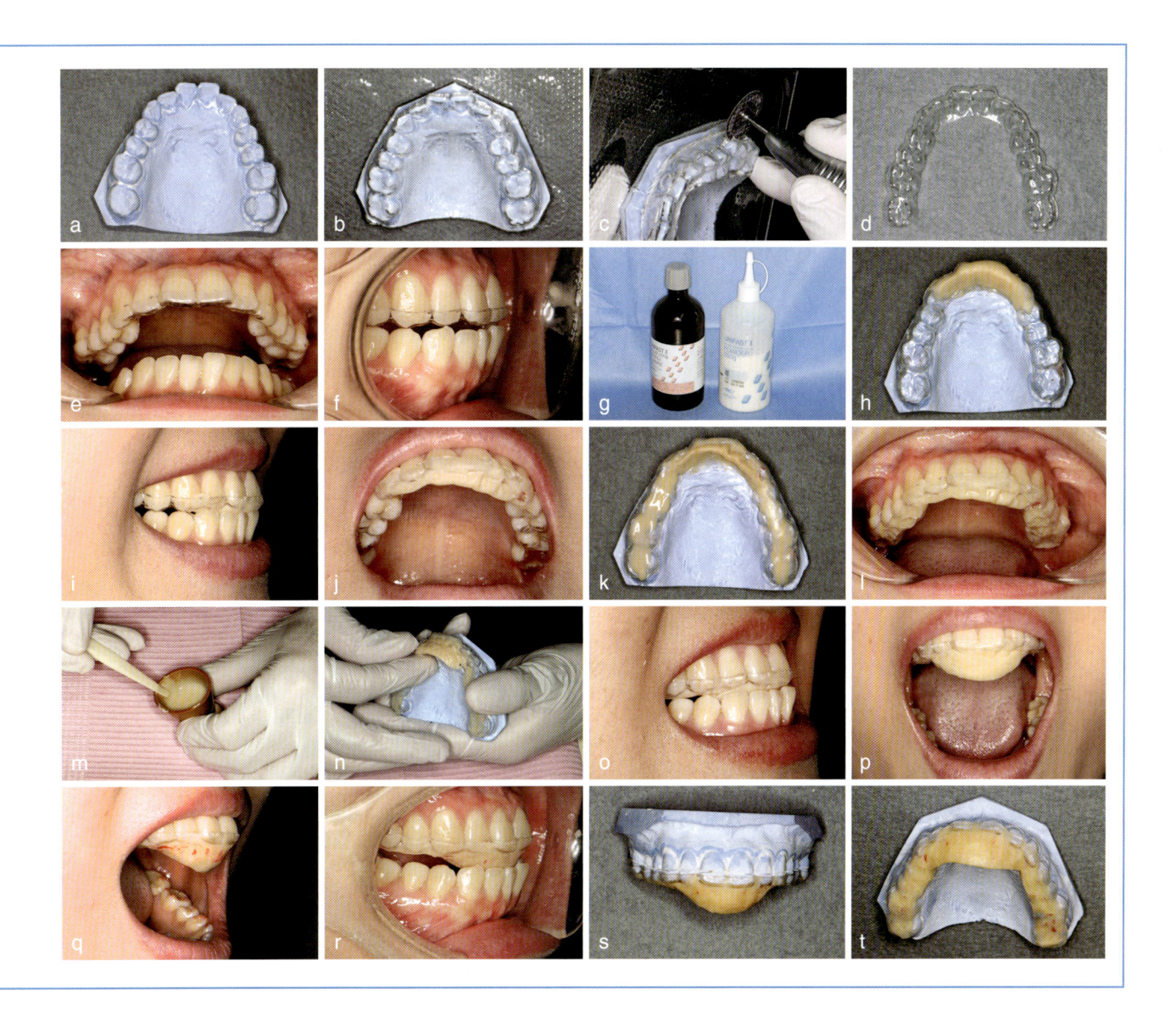

症例3　TCH是正をサポートするためのスプリント療法（ソフトスプリント）

患者：36歳，女性
主訴：噛みしめてしまい，顎の痛みと頭痛，肩こりがひどい
現病歴：

　2年前に近歯科医院で1|1にセラミッククラウン装着したが，それ以来ぐっと噛みしめてしまうようになった．咬合調整を何度もしてもらったが，噛みしめは治らず，顎の痛みなどの症状も改善しなかった．別の歯科医院にも2～3軒受診し，咬合調整などを受けたが改善しなかった．さらに整体やマッサージに通っても，噛みしめと顎の痛みはとれなかった．

　その後も症状は一向によくならず，1カ月前，10年ぶりに片頭痛の発作で救急病院に搬送され，不安になったため友人の紹介で当院を受診．

現症：

　無痛開口量50mm，開閉口はストレートな顎運動で，関節（雑）音は認められない．両側側頭筋中央から後方部に自発痛（VAS 30），圧痛（VAS 30），両側咬筋中央部に圧痛（VAS 20），後頭部に圧痛（VAS 20）を認めた．頭部全体的にだるさがあり，起床時に頸部から後頭部までの張りを強く感じる．咬頭嵌合位は安定しているが，咬合に違和感がある（図10a）．

　社会的要因および習癖など；一人暮らしで作曲家をしているため，昼と夜の生活が逆転している．問診票から性格は几帳面，真面目．睡眠時のブラキシズムを指摘された経験があり，日中の噛みあわせに力が入っていることを自覚している．

　X線診断；パノラマX線写真から下顎頭の変形は確認できない（図10b）．CBCTや顎関節MRIは撮影していない．

診断：咀嚼筋痛障害（Ⅰ型）．開口障害がなく，関節円板の問題も認められないため，明らかに筋に起因する痛みである．筋を触診したところ，痛みは触診部位だけでなく拡がる感覚が認められた．

治療方針：

① TCHの是正により日中の筋の緊張をとる．睡眠時のブラキシズムによって筋緊張が増悪されていることから，睡眠時にスタビライゼーションスプリントを使用する
② 痛みのあるときにはアセトアミノフェン1回600mgの服用
③ ①②で改善しない場合には，日中に噛まないスプリントであるソフトスプリントを装着し，TCH是正の強化に努める
④ 咬合調整をはじめとした咬合治療は行わない

治療経過：

　初診時；
　スタビライゼーションスプリント製作のための印象採得と，痛みのあるときのアセトアミノフェン処方．

第Ⅳ章 症例

図10 症例3

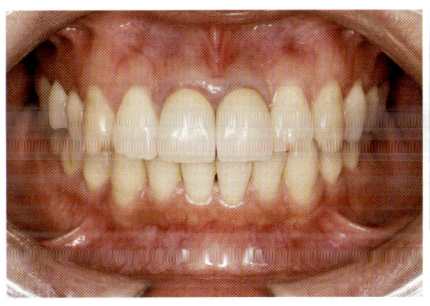

a：初診時の口腔内写真

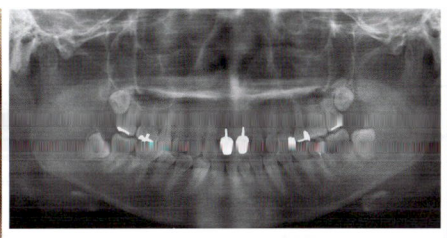

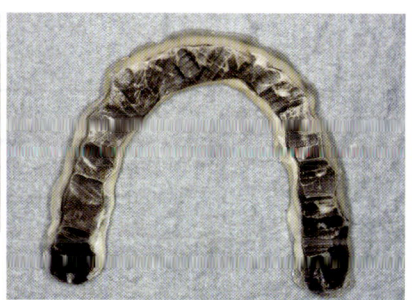

c：2週間使用すると咬合面のファセットが顕著になり，グラインディングの方向や強さが推測できる

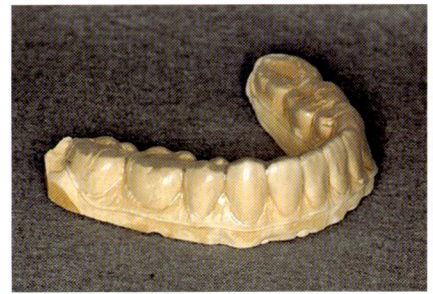

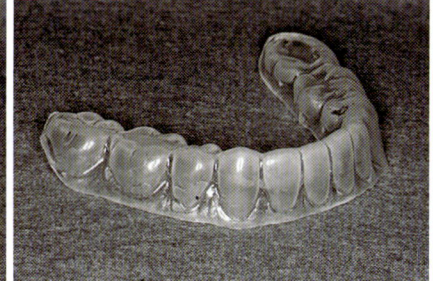

d〜f：ソフトスプリントの形状と装着時

目的
　日中のみ使用し，無意識で行っているTCHに気づきやすくする．歯の接触に気づいたら歯を離すというバイオフィードバック的な使用方法で，"噛まないスプリント"として使用する

注意すること
　24時間使用しないこと

g：ソフトスプリントの使用について．そのねらいと注意

h：初診時前歯の咬合状態

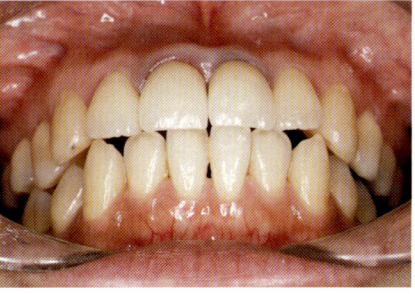

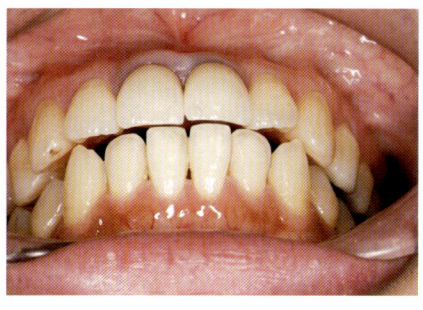

i：筋のリラクゼーションが得られたため顎位が後退し，前歯の咬合の緊密さがなくなった

2回目（2週後）；
TCH是正の指導と，スタビライゼーションスプリントの装着．
3回目（1カ月後）；
起床時の症状の変化はなし．
　スタビライゼーションスプリントのファセットは，予想していたほど強くなかった（図10c）．ファセットの削合調整をし，TCH是正指導の強化．
4回目（1カ月半後）；
　スタビライゼーションスプリントによって起床時の歯の圧迫感は軽減し楽になってきた．日中は上下の歯が接触しているほうが楽で，夕方にかけて顎のだるさが増す．

81

7回目（3カ月半後）；

TCH是正が十分にできず，症状に変化なし．下顎歯列にソフトスプリントを装着し，日中の歯の接触の気づきを促す（図 10d〜g）．TCH是正の強化と，睡眠時のスタビライゼーションスプリントの使用．

8回目（4カ月後）；

痛みやだるさの軽減（VAS 30）．ソフトスプリントを装着することで，日中の歯の接触の意識が増大．

10回目（5カ月半後）；

TCHの是正が持続ができたため，痛みやだるさは消失し（VAS 0，図 10h,i），睡眠時スタビライゼーションスプリントとソフトスプリントともに中止した．

考察：

寄与因子であるTCHの是正を継続し安定させることは，患者にとって生活や仕事の面でも厳しいものがあった．しかし，ソフトスプリントを併用することでバイオフィードッバック機構が作用して，いい循環のなかでTCHを是正できたと考えられる．

その後の定期検診でも，だるさくらいは感じることはあっても生活障害はかなり低くなっていた．また，睡眠時に使用したスタビライゼーションスプリントは，起床時の症状の緩解をみると，ブラキシズムから筋緊張や顎関節への負担軽減となっていたと考えられる．

3 顎関節円板に障害のある症例

髙野直久

　口が開きづらく，開口時に痛みのある患者が紹介により来院された．
　顎関節症の病態分類（2013）による顎関節円板障害 temporomandibular joint disc derangement（Ⅲ型）の「b．非復位性顎関節円板障害（Ⅲ型）」にあたると考えられる．来院時の病態は，従前においては「a．復位性顎関節円板障害（Ⅲ型）」で，復位性関節円板前方ないし前内方転位であったと思われるところに，何らかのきっかけで間欠性ロックに移行し，数週間経過することで，現在は「b．非復位性顎関節円板障害（Ⅲ型）」の状態となったと思われる．このため，近医の歯科医院にて診てもらい，顎関節が痛くて，口が2横指分しか開かない状態に対してスプリント療法を受けていたが，一向に口が開かない状態へ推移したものと考えられる．

症例概要

患者：67歳，女性．
主訴：開口障害と開口時における痛み
現病歴：
　2カ月前に近医を開口障害と開口時における痛みのために受診．そこでは，保存的治療としてスプリント療法を受けていたが，開口障害は全く改善されず，開口を試みると痛みが発現し，一向に口が開く気配がないことから，娘の勧めもあり転医を考え，知人の勧めで当院を紹介受診するに至った．
既往歴：全身および歯科的にも特記事項なし
現症：
　現在の全身状態も，開口障害，開口時痛，ならびに食事が取りづらいことを除けば良好である．歯科的に気になることとして，具体的に問診票に記載されたことは，口を開けたとき顎が痛かったり音がする項目と，歯ぐきからの出血する項目にチェックがなされていた．
　正貌の観察からは，問題となるような左右差はみられず，開口を指示しても，最大開口時切歯間距離は24mmで，下顎頭の滑走を触知することはできず，顎の引っかかり感と咬筋と側頭筋に硬さを触知するも，強い圧痛は示さなかった．口腔内の視診において，左右咬合に著しい差異はみられず，左右の咬合も同程度の力で嵌合がみられ，咬合接触状況も著しい左右差は認められなかった．患者が持参した前医によって製作されたスプリントを確認したところ，臼歯部に接触を示すものであった（**図11a**）．
　ついで，術者による無麻酔下のマニピュレーションを試みたが，顎関節内での引っか

かりと同部に痛みの発現がみられ，切歯間距離26mmで痛みが強くなり（図11b），これ以上，徒手による強制開口は困難であると思われた．開口に伴い痛みが増える傾向を示し，また顎関節部の抵抗性が高く十分な授動が行えないため，マニピュレーション単独による開口の改善は不可能と判断した．

診断：右側非復位性顎関節円板障害（Ⅲb型）．軽度の癒着が予想される亜急性のクローズドロック

治療：

　持参されたスプリントによる噛みあわせ位置と，マニュピレーションにて試みて閉口させた噛みあわせ位置とにおいてずれを認めたので，まずは初診時の診査診断に引き続き，顎関節の保護を目的とするスプリントを顎関節授動術の事前に準備することにした．

　試適で安定が得られている加圧成形機によって製作された熱化塑性ベースシートを基にスタビライゼーションスプリントを仕上げていく．まず，ベースの状態で赤色咬合紙を噛ませ前後左右に動かし，印記されたところ（図11c）を平坦になるように技工用カーバイトバーにて削去する（図11d）．数回繰り返した後，透明な矯正用レジン（ナチュラルオルソドンティックレジン®クリア，ニッシン）を筆盛り上げにて両側臼歯部に添加し，術者の誘導で閉口させ顎関節に誘導させさせた閉口位にて嵌合させ，それから患者自ら口腔内にて左右滑走と前方滑走を行うように指示し，滑走痕を印記する（図11e）．次に前歯部にレジンを盛り上げて口腔内に戻し，左右滑走，前方滑走を指示して同様に滑走痕を印記する．そして側面などを補強するために，先の矯正用レジンを添加する．

　硬化後，技工用カーバイトバーにてテーブル上に平坦になるように削去する（図11f）．口腔内に戻して左右滑走，前方滑走を赤色咬合紙にて印記，ついで顎関節部の再現性，ブレがないことを確認して印記するため青色咬合紙にて軽くタッピングさせて印記する．口腔外に取り出して，硬化後技工用カーバイトバーにて余剰な部分を含めて，タッピングポイントを臼歯部では残し，その周囲をドーナツ型にラウンドバーにて削去し（図11g〜i），さらに前方，側方時による滑走痕をも削去する．特に前歯部は，咬合接触を行わないように削去する（図11j）．

　新たに製作したスプリントを装着した（図11k）．その後計画に従い，後日にパンピングマニピュレーションを行うことにした．

パンピングマニピュレーション

　上関節腔のパンピングは，ガラス製の注射筒（2ml）を用いて，下顎頭の後方より前上方の上関節腔に向けて刺入する外側穿刺にて行うことにした．局所麻酔剤はエピネフリン無添加の2%のリドカインを使用して行った（皮膚直下の刺入点の浸潤麻酔は，局所麻酔剤としてはエピネフリン添加のものを使用する）[2,3]．

　この症例における早期問題解決のための治療計画（プラン）は，第一選択として顎関

第Ⅳ章 症例

図 11 症例

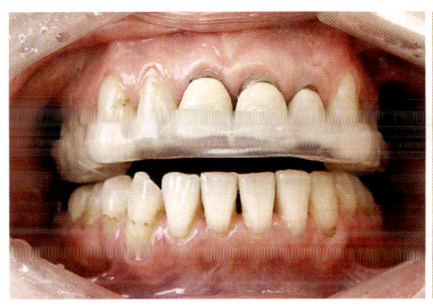

a：患者が持参した前医製作のスプリント

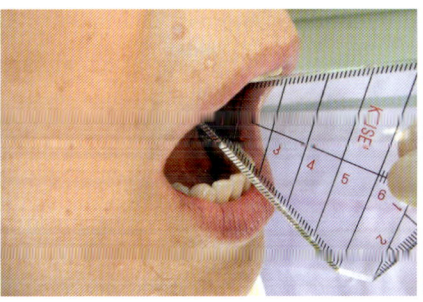

b：初診時の最大開口量

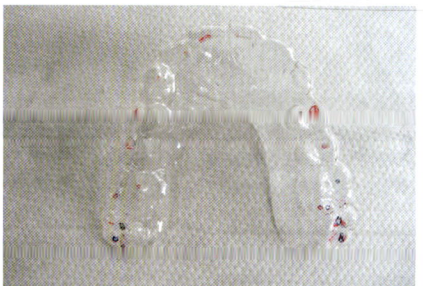

c：前後左右滑走時印記

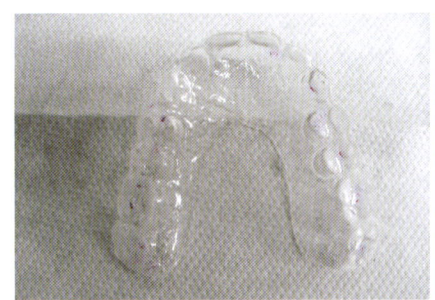

d：全体を平坦に削去

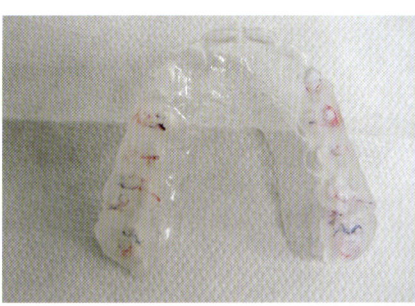

e：臼歯部にレジン添加して左右前後滑走指示

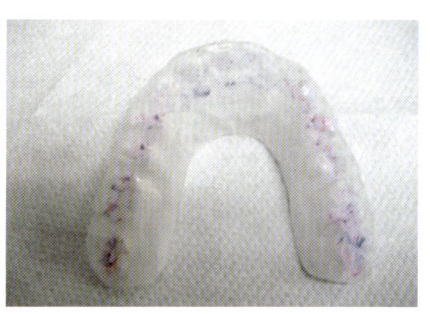

f：前歯部にもレジン添加して滑走指示

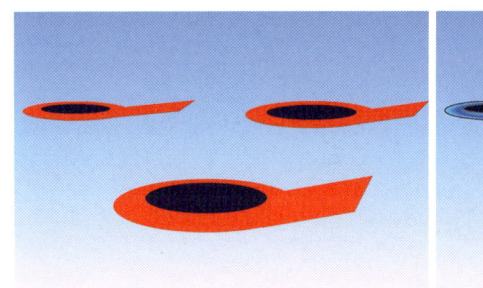

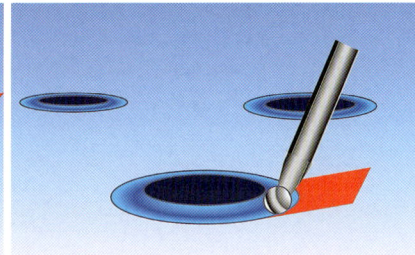

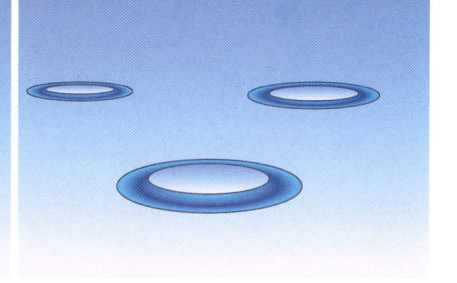

g〜i：ドーナツ状に削去（g：咬合紙にて印記，h：ラウンドバーにて削去，i：ドーナツ状の溝形成）

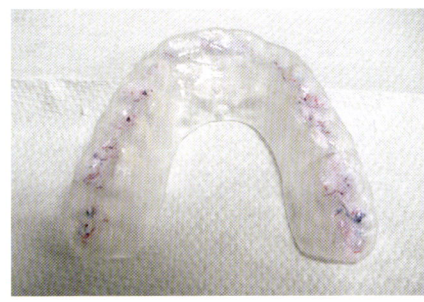

j：前歯部は接触しないように削去

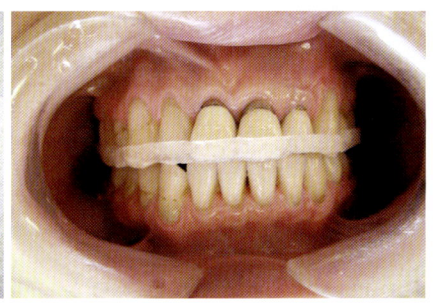

k：顎関節保護を目的として，新たに製作したスプリントを装着

85

節腔穿刺後に加減圧をパンピングにて行い，引き続きマニピュレーションを行うことである．

1）準備

上関節腔穿刺に先立ち，術野はポビドンヨードとハイポアルコールにて消毒を行い，穴あきの半透明なドレープ（3M™ステリ・ドレープ™）を右側顎関節部に張り付ける．

ガラス製の注射筒（2ml）を用いて下顎頭の後方より上関節腔に向けて刺入する．関節腔内に使用する局所麻酔剤としては，1％または2％リドカインをバイヤルで用意し，使用する．関節腔穿刺に慣れていれば，プラスチック製のディスポーザル注射筒（2.5ml）でも可能であるが，手指の感覚はガラス製の注射筒に勝るものはない．

ガラス製注射筒を用意するときには，一度局所麻酔薬で外筒と内筒の境目を湿潤させておくことを忘れないようにする．プラスチック製のディスポーザル注射筒では，内筒（ピストン部）のゴムと外筒が動きやすいように一度ピストン往復させておくことが必要である[2,3]．

2）上関節腔パンピング

上関節腔の第1穿刺は，21G～22G注射針で，耳珠中央から外眼角に結ばれる直線上に，平均で約10mm程前方の下顎頭の後方から上関節腔後方部に向けて行った（**図11l**）．加圧注入後，閉口を指示するとガラス筒ならば逆流により内筒が押し戻される．ここで灌流ではないが第1穿刺だけでも加減圧を繰り返すことで，乳酸加リンゲル液や生理食塩水による簡単な洗浄くらいは十分可能である[2,3]．

穿刺確認はガラス筒をつけたままのパンピングでもできるし，開口時に関節腔を膨らましてから注射筒を外し，閉口を指示すると（関節腔内の容積変化で）液が排出されることでも確認できる（**図11m**）．なお，穿刺針の方向は開口時と閉口時では異なる[2,3]．

右側関節内の軽度癒着をマニピュレーションにて結果的に剥離し，ロックは解除された．パンピングを併用したマニピュレーションにより，最大開口距離が42mmに増加した（**図11n**）．開閉口を繰り返した後に，患者本人により開口を自覚してもらうため，3本の手指にて確認してもらい，自身で行う手指による開口訓練を引き続き説明し，自ら拇指と示指にてひねるようにねじり開ける訓練を体験してもらった．

その後に術前に製作した顎関節部保護のためのスプリントを装着し，開閉口を確認した．調整をわずかに行い，再度装着した（**図11o**）．パンピング直後は関節包内が膨らんでいるため，術前に製作したスプリントにて開閉口してほぼ安定するところでの障害を除去した．

3）術後1日目

右側顎関節外側部に軽度の圧痛はあるが，関節部の腫脹や自発痛はなく，顔面神経麻痺もみられない．開口に伴う術直後の痛みのために，術中示した開口量42mmよりも減少しているが，それでも36mmは開口できている（**図11p**）．

第Ⅳ章 症例

図11 症例

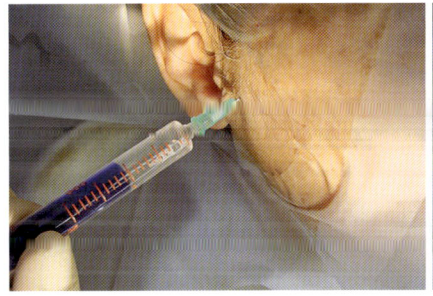

l：上関節腔パンピング

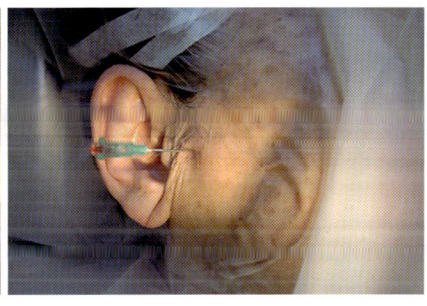

m：上関節腔パンピング（閉口）

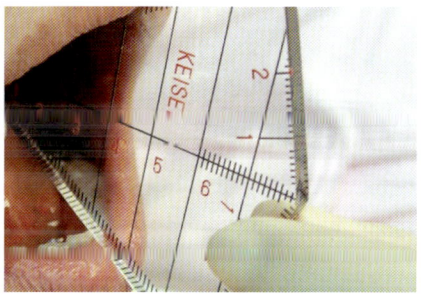

n：パンピングマニピュレーション後の開口

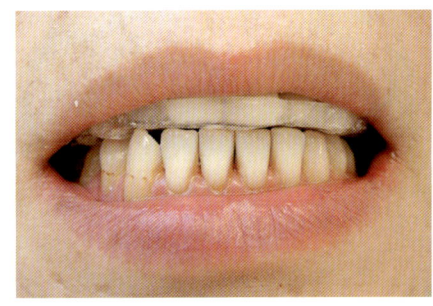

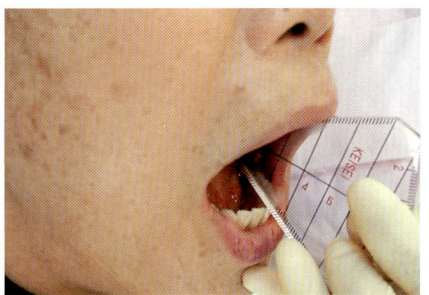

o：術前に製作したスプリントを調整後再装着
p：術後1日目

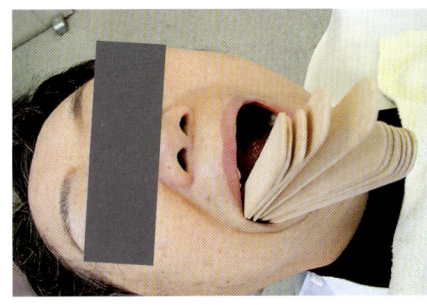

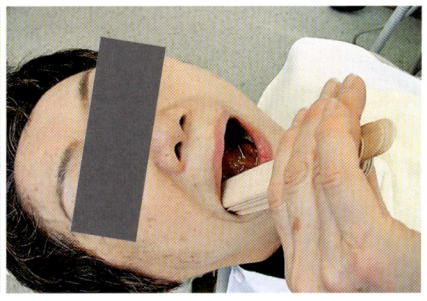

q,r：舌圧子を用いた開口訓練

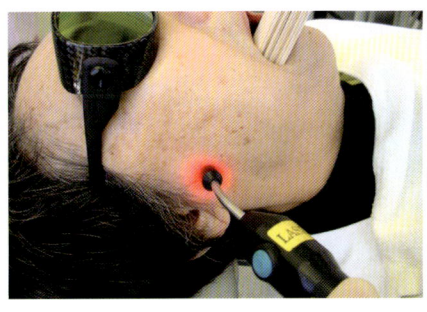

s,t：Lumix2™にて照射（術後1日目）

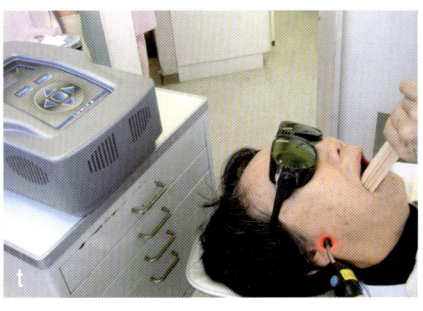

u：Lumix2™にて照射（術後3日目）

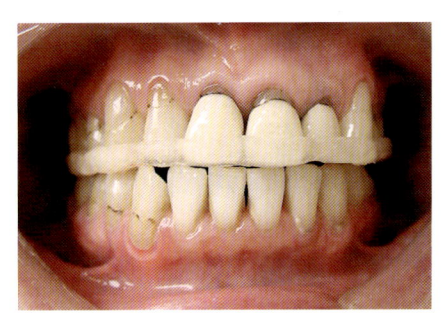

v：術後6カ月目

87

ついで，舌圧子を複数枚重ねて，患側臼歯部咬合面上におき，可能なかぎり手前の扇状に開いた隙間に新たな舌圧子を差し込み（図 11q），これ以上差し込めない限界になった状態で，手指で舌圧子の束の口腔外に出ている前方端を握り，1分間保持する（図 11r）．

パンピングマニピュレーションの後療法として，コールドレーザー照射による理学療法を行うことにした．ここでは，Lumix2™(USA Laser)の出力を45W，高いパルス（30000パルス/秒，Program 1）に設定して，プローブにて右側顎関節部に照射した（図 11s,t）．

4）術後3日目

右側顎関節外側部に軽度の圧痛はあるが，顎関節部の腫脹や自発痛はない．しかし，最大開口に伴う左側顎関節部の痛みのために，術中示した開口量 42mm よりも開口量が 33mm と減少しているため，左側顎関節部にもコールドレーザー照射による理学療法を行うことにした．

右側と同様に Lumix2™の出力を45W，高いパルス（30000パルス/秒，Program 1）に設定して，プローブにて左側顎関節部にも照射した（図 11u）．下顎骨は左右下顎頭があり，一体化して顎関節に影響を及ぼすので，反対側にも照射を行う．

5）術後7日目

両側顎関節外側部には圧痛がなく，顎関節部の自発痛もない．開口訓練を続けられ，開口に伴う痛みもなく，術中示した開口量 42mm よりもいくらか減少しているが，それでも 38mm は開口できている．パンピングマニピュレーションの後療法としてLumix2™のコールドレーザーを照射する理学療法を行ったことにより，術後の痛みの軽減に役立ったと思われる．

6）術後6カ月目

両側顎関節外側部に圧痛はなく，顎関節部の自発痛もなく，患者は特段の痛みを自覚せずに開口訓練を続けられ，開口に伴う痛みもない．術中示した開口量 42mm よりもいくらか減少しているが3横指と 40mm は開口できている．日常生活に支障もなく，噛みあわせ位置も，左右の偏位なく上下顎位置が揃ってきた（図 11v）．

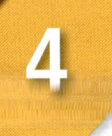

4 痛みを伴う非復位性顎関節円板転位例におけるスプリント療法の意義
―パンピングマニピュレーションが奏効しなかった場合―

本田公亮

開口障害を有する顎関節痛に対し，非復位性円板転位がMRIで観察されるとクローズドロックに起因する顎関節内障，顎関節痛と診断することが多い．そのため，顎関節痛の程度によっては円板の復位を目的としたパンピングマニピュレーションを比較的早期に行うことがある．しかし，それが奏効しない，すなわち顎関節痛が軽減しなかった場合，次にどのような治療法がなされるべきかについて，共通の見解が得られていない．

今回，本書で臨床例を供する機会を与えていただいた．そこで，パンピングマニピュレーションが奏効せず，その後の開口訓練とスプリント療法にて顎関節痛の消失および関節機能が改善した症例について，スプリント療法の役割，意義は何であったのかを考察したい．

症例

患者は28歳，女性．右側顎関節痛と開口障害を主訴に当科を紹介受診した．初診時の開口量は上下顎切歯間で24mm，強制開口にて右側顎関節相当部に強い痛みを訴えた．下顎を受動的に前方滑走させると痛みがさらに強くなり，可動域も制限されていた．MRIによる画像診査では右側の関節円板が非復位性に前方転位し，前方滑膜間腔に軽度のjoint effusionを認められた（図12a,b）．

診断：右側非復位性顎関節円板障害（Ⅲb型），顎関節痛障害（Ⅱ型）

治療経過

当該患者は顕著なクレンチングを有していたため，顎関節の負担軽減を目的としてスタビライゼーションスプリントを製作し，上顎に装着，1カ月間経過を行った．このスプリントには透明のアクリル系常温重合レジンを用いた（図12c）．スプリントに設定する顎位は中心位を試みたが，下顎を中心位に誘導する際に強い顎関節の痛みを訴えた．そこで痛みが出現しないところまでの自力開口を指示し，その位置から一定の閉口路を再現できる顎位でチェックバイトを採った．また，この症例におけるスプリント療法の目的は，顎関節への負担を可及的に軽減することであり，そのためスプリントには強く歯ぎしりを行っても作業側，非作業側の両側臼歯で咬合干渉を起こさない最小限の挙上量で，明瞭な犬歯誘導と前歯にわずかなアンテリアガイダンスを設けた．

しかし，顎関節痛は緩解せず，そのためパンピングマニピュレーションと顎関節腔洗浄療法を行ったが，開口量は34mmに増大するも，関節痛に変化はみられなかった．

そして2回目の顎関節腔洗浄を行うが，施行翌日に味覚の異常を訴えた．本学耳鼻咽喉科での診察を依頼，その結果，右半側の舌前方2/3の味覚低下が指摘されたが，穿刺時に耳管損傷を起こした痕跡はなく，味覚異常の要因は診断できなかった．

しかし，患者の顎関節症治療に対する恐怖感が強くなり，治療の継続に難渋したが，耳鼻咽喉科での対診下にて，顎関節については侵襲の少ない保存的療法を行うということで治療を再開した．その治療方針は，運動療法とスプリント療法の併用とした．

開口訓練は，以下のように行った．右手の拇指を右側上顎大臼歯部に固定，右手示指を下顎前歯に置き，下顎を下げるように負荷をかけた．同時に左側の拇指を下顎前歯（右側示指の隣）に固定し，残りの4指で右側の下顎下縁から下顎体を把持しながら，右側の顎関節腔を拡げるつもりで下顎を左側後下方にゆっくりと10秒間牽引して1回とした．これを10回1セット，1日に2～3セットを連日行わせた．1週間に1度リコールし，安静時，開口時，咀嚼時の顎関節痛（100mm Visual Analog Scale，VAS）と，開口量を調べた．

3カ月経過後，臼歯間での咬合の違和感，すなわち，「奥歯の噛み合う位置が変わってきた」との訴えがあり，プレスケールで咬合診査を行うも，特に変化はみられなかった．しかしMRIで，初診時に比べて下顎頭皮質骨がやや平坦化し，非復位性に前方転位している関節円板に対して，下顎頭が前方滑走しやすくなっているのが観察された（図12d,e）．臨床的にも下顎頭の可動域が広くなっているのを触知し，開口量も増大していた．

このように下顎頭の可動性が改善してきたことから，スプリントの治療的顎位を変えた．下顎を咬頭嵌合位から前方に誘導しながら開閉口運動を行わせ，下顎頭が比較的抵抗なく回転する位置，すなわちこの時点での中心位と思われる下顎位で対合接触するように，スプリントの咬合平面を再構成した．

それから8カ月経過後，顎関節痛は咀嚼時には消失，開口時にもほとんど自覚しないようになった（図12f）．また，自力最大開口量も平均42mmを維持できるようになり（図12g），MRIで無痛自力開口時に下顎頭がさらに前方滑走しやすくなっているのが観察された（図12h,i）．

考察

非復位性顎関節円板転位に伴う顎関節痛に対するスプリントの有用性については，これまで多くの検証がなされてきた．しかし，その臨床的効果については，十分な医学的根拠に基づいていないのが現状である．

筆者らが以前に検証したパンピングマニピュレーション後のスプリントの効果[4]についても，パンピングにより臨床的にロックが解除された症例でのリポジショニングスプリントには有用性はあるものの，解除されなかった症例では，スタビライゼーションスプリントは残存する顎関節痛の軽減に寄与しなかった．

一方，筆者らはスプリントの装着によって下顎頭と関節円板がどのように可動するか

第Ⅳ章 症例

図12 症例

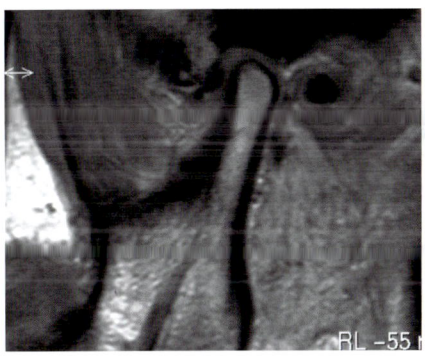

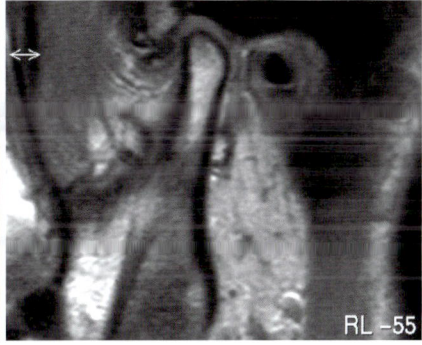

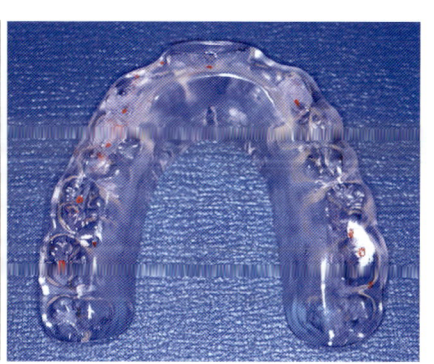

a,b：初診時の MRI（a：閉口時，b：開口時）

c：製作したスタビライゼーションスプリント

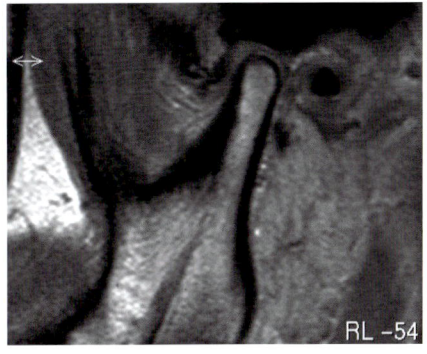

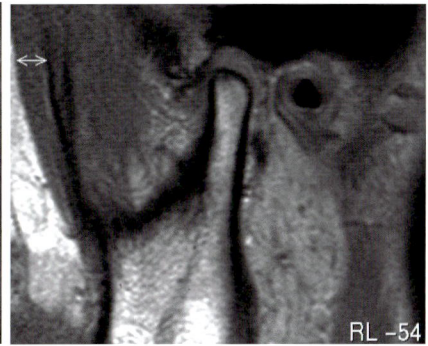

d,e：開口訓練開始から3カ月経過後の MRI（d：閉口時，e：無痛自力開口時）

	初診時	開口訓練 3カ月後	開口訓練 11カ月後
安静時	8（mm）	0	0
開口時	72	54	9
咀嚼時	45	16	0

f：顎関節痛の程度
　（100mm Visual Analog Scale）

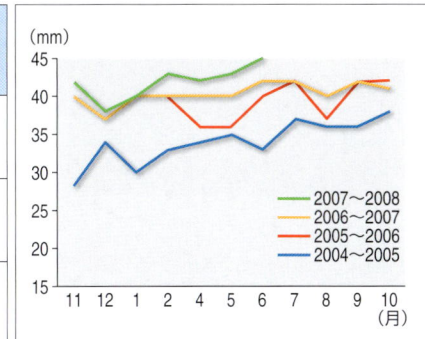

g：自力最大開口量の変化

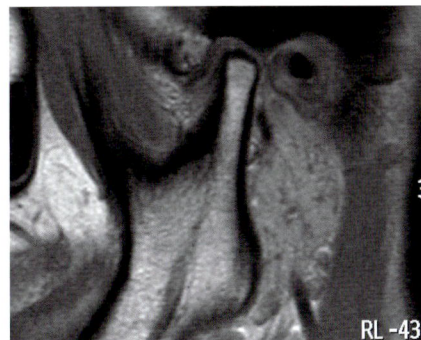

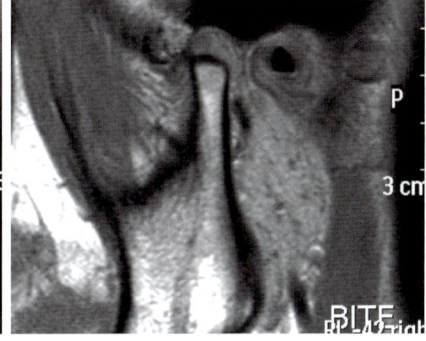

h,i：運動療法開始から11カ月経過後の MRI（h：閉口時，i：無痛自力開口時）

91

についてMRIを用いて調べた．その結果，スプリントを装着することで下顎頭が前方に，円板が後方に移動しやすい症例では，顎関節痛が小さいという研究結果を得た[5]．したがってこの研究結果は，本症例におけるスプリント療法に運動療法を併用した際の臨床効果を支持するものであった．

　すなわち，顎関節痛を伴う非復位性円板転位例では，パンピングマニピュレーションを早期に施行してもよいが，奏効しなかった場合の治療法として，まず開口訓練の方法を見直し，次に下顎頭-関節円板の位置関係に動的変化がみられた際には，その時点での中心位と思われる下顎位で，スプリントの治療的顎位を再構築することは有用であると思われた．したがって，非復位性円板転位に伴う顎関節痛に対して，パンピングを併用できなくても開口訓練が有用であること，そして円板が復位していなくても下顎頭の無痛滑走域が増大してくれば，その時点でのスプリントによる下顎頭位の安定は，顎関節腔の拡大維持および円板後部結合組織への負担軽減につながり，効果をもたらすと思われた．

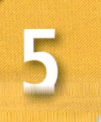

5 症状に合わせてスプリント治療を行った3症例

羽毛田 匡

　スプリントの顎関節症への治療効果について，従来多くの検討がなされているが，有効，有意差なしなど，その報告はさまざまである[6〜8]．睡眠時ブラキシズムに対しては，スプリントの装着により睡眠時の咀嚼筋筋活動が減少したとの報告が多いが[9,10]，完全にブラキシズムを停止させることは困難と考えられている．また，日本顎関節学会の診療ガイドラインでは，咀嚼筋痛を主訴とする顎関節症患者における，スタビライゼーションスプリント治療が弱い推奨として示されている．

　こうした知見から，筆者はスプリント療法として，睡眠時ブラキシズムに対するスプリントおよびTCH（9頁参照）への気づきに対するスプリントを用いている．

　スプリントは基本的に睡眠時に使用するが，患者が日中に装着して快適である場合は，日中使用を許可する場合もある．それによって上下歯列が接触していることを理解させ，つづいて日中は自分自身の行動変容でTCHを是正することを徐々に体得させる．

　スプリントの材質・形態は，1mmのハードタイプのアクリルシートを軟化吸引して上顎歯列模型に圧着・成型し，それに即時重合レジンを築盛し，口腔内にて咬合位を決定し，平坦な咬合平面に均等接触を付与したスタビライゼーションスプリントを使用する[11]．

　スプリント使用における注意事項として，痛みの増悪を生じる場合があること，ブラキシズムレベルが上昇してしまう場合があること，長期使用により顎関節の変形や歯の移動，顎位の変化を生ずる可能性があること，などがあり，2週間程度の間隔で調整，経過観察を行う必要がある．可逆的で安全性が高いとされるスプリント療法であるが，治療開始時に目標を設定し，注意深い観察を行いながら，最終的にはスプリントからの離脱を図り，顎関節症の治癒およびセルフケアでの維持に到達することを目指すものである．

症例 1 　睡眠時ブラキシズムによる負荷への対応

患者：17歳，男性
主訴：顎を動かすと右の関節が痛い
現病歴：

　約3カ月前から，起床時の口の開けづらさと，右頬部の痛みを感じていた．受診日の朝，右顎関節の開口時痛を強く自覚した（図13a）．

現症：

　無痛最大開口量43mm，有痛最大開口量50mm，最大開口時右顎関節痛＋
　圧痛；右顎関節，右咬筋，右顎関節開口時クリック＋
　家人より，睡眠時ブラキシズムの歯ぎしり音の指摘あり

診断：右側復位性顎関節円板障害（Ⅲa型），咀嚼筋痛障害（Ⅰ型）
治療方針：

　睡眠時の歯ぎしり音を家人より指摘されており，睡眠時ブラキシズムを保有していると考えられる．スプリントの装着により，ブラキシズムによる咀嚼筋，顎関節への負荷の軽減を図り，それにより痛み，関節（雑）音の改善を目標とする．

　日中のTCHの有無を再確認すること，高校生でもあり，姿勢や部活動など日常生活でのセルフケアを実施することを指導した．

経過：

　初診時；顎関節症の病態説明とTCH是正，姿勢改善などのセルフケア実施を指導した．睡眠時ブラキシズムの保有と影響を説明し，スプリント製作のための印象採得を行った．

　2週間後；無痛最大開口量50mm．右咬筋圧痛＋，咀嚼時痛軽減しているものの，咬筋の圧痛は持続している．スタビライゼーションスプリントを装着し（図13b），睡眠時の使用を指示した．

　3週間後；無痛最大開口量55mm．痛みは軽減し，日常生活支障は減少している．スプリント上のファセット著明．

　5週間後；無痛最大開口量55mm．スプリント咬合面にファセットレジンマーカー（ジーシー）を塗布して咬耗を観察した．明瞭な咬耗の軌跡が認められ，睡眠時ブラキシズムが継続していることが確認できる（図13c～e）．

　8週間後；無痛最大開口量50mm．関節の開口時の引っかかり感は減少している．両側咬筋に圧痛認める．スプリント上でブラキシズムを行っている．口腔内感覚を変化させることから，スプリント使用頻度を漸減すること指示した．

　6カ月後；無痛最大開口量52mm．日常生活支障はないものの，咬筋の圧痛は持続している．筋の伸展を目的として，閉口筋伸展訓練を指導，指示した．スプリントは週に1～2回の使用とし，経過を観察している．

考察：

　スプリントにみられる強い咬耗から推察されるのは，睡眠時ブラキシズムはスプリント装着により消失はしないことである．ブラキシズムの長期的経過を観察した研究では，

図13 症例1

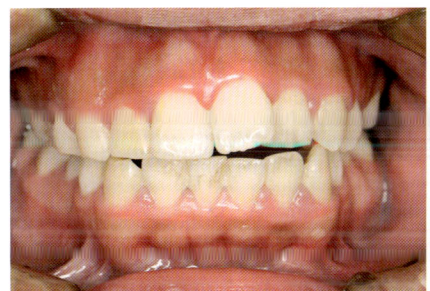

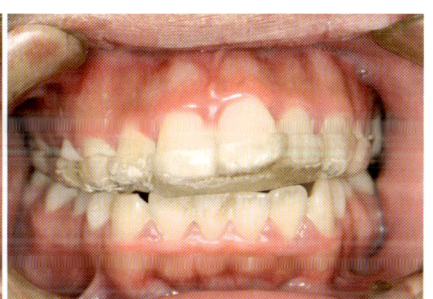

a：初診時正面観　　　b：スプリント装着状態

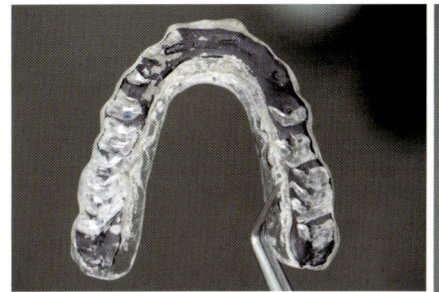

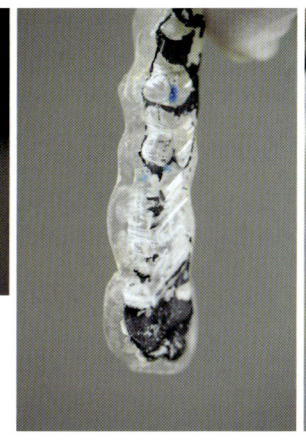

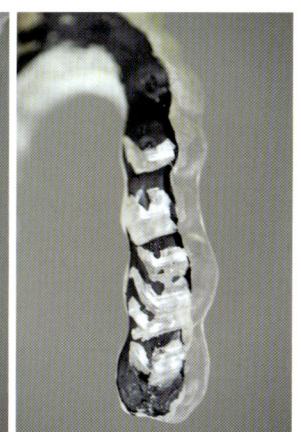

c～e：スプリントの咬耗状態

　スプリント装着初期には，ブラキシズムレベルは装着前に比べて減少するが，徐々にブラキシズムレベルは戻っていくことが多いとされている．
　ブラキシズムに対するスプリントの使用法は，4～8週間連続使用した後，使用回数を漸減して非使用まで進む．その後，起床時症状や顎関節症症状が増悪する場合，スプリント使用を再開して症状の経過をみることも，治療の選択肢となる．

図14　簡便なスプリント製作法

　スプリント製作にあたり，チェアサイドでの時間を可及的に短くし，口腔内での異物感が少なくなるよう必要十分な大きさ厚さをもつ形態となるよう留意する．その方法を解説する．

① 基本的に上顎に装着する．調整のしやすさ，ブラキシズムによるスプリント上の咬耗の観察のしやすさなどがその理由である．厚さ1mmのハードタイプのアクリルプレートを使用する．バキュームプレスにより作業模型に圧接し，冷却後トリミングする．外形は，唇頬側は歯面の最大膨隆部をわずかに（0.5mm程度）超える位置，口蓋側は歯頸部から5mm程度離れた歯肉状に設定する（**a**）．

② 口腔内に装着し，閉口させて片側のみ接触する部位を咬合紙で確認して削合し，両側で接触し，下顎が偏位しないことを確認する．多くは最後方臼歯で接触する．

③ 即時重合レジン（ファセットレジンまたはユニファスト，ジーシー）を粉液練和して餅状とし，スプリント咬合面全体に築盛する（**b,c**）．

④ 上記を口腔内に装着し，習慣性開閉口路上で閉口させ，下顎歯列の咬頭を印記させる．ときどき開口させながら，閉口状態を維持する．このとき，即時重合レジンが重合過程で発熱するので，開口時に水銃で冷却させる．レジンが硬化するまでの約5分間，冷却と閉口維持を継続する（**d**）．

⑤ 硬化したら口腔外へ取り出し，余剰レジンを削合する（**e**）．スプリント咬合面は平坦で，下顎咬頭頂が点状に印記され，偏心運動で強いガイドが付与されないようにする（**f**；別症例による例示）．

⑥ 研磨し，口腔内に装着して，咬合接触状態と患者自身で着脱ができることを確認し，装着方法を説明して完成とする．

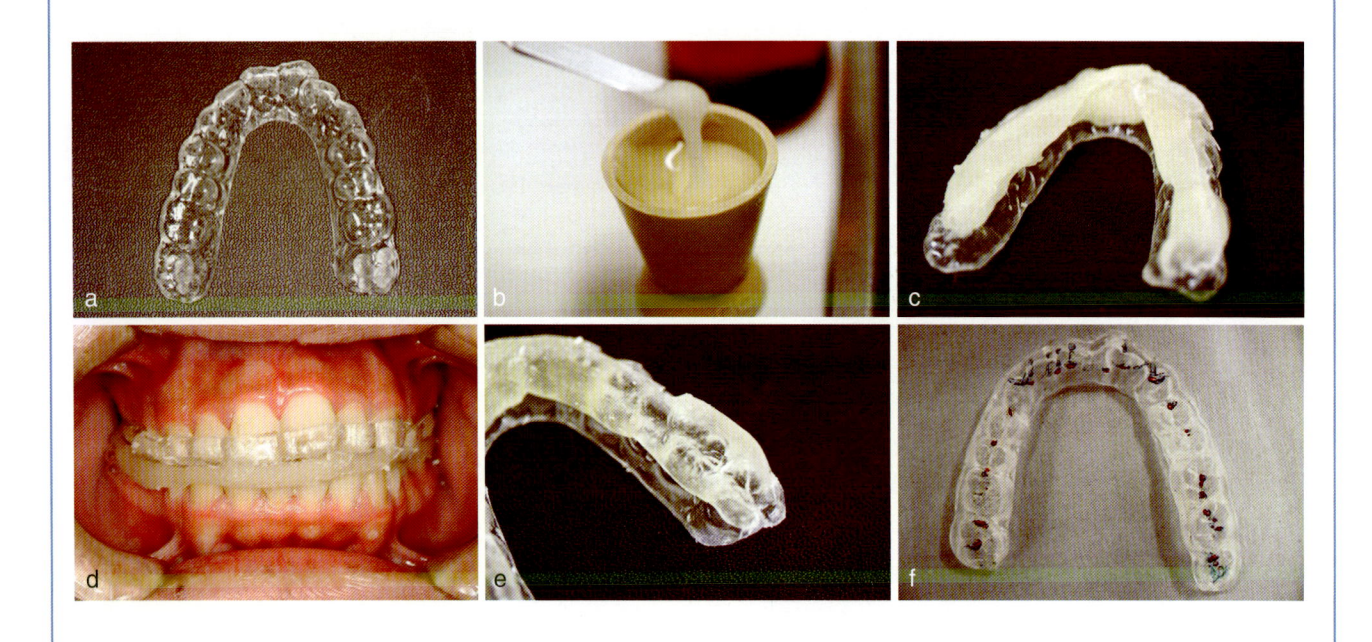

第Ⅳ章 症例

症例2　関節（雑）音の軽減とTCH気づきへの対応

患者：50歳，男性
主訴：口を開けると顎の関節に音がする
現病歴：

約1年半前より，開口時に右側顎関節に関節（雑）音を自覚するようになった．関節（雑）音は常にではなく，特に食事時に生じることがある．ときに痛みを伴う場合があり，発症以来気になっている（図15a）．

現症：

無痛開口量58mm．顎運動時痛，圧痛はない．関節（雑）音について，右側顎関節部は，軽度に歯が接触する程度に閉口し，その後開口するとクリックを生じないが，軽度に歯が接触する程度の閉口から強く噛みしめると閉口時クリックを生じ，その後の開口で可聴音を伴う開口時クリックを認める．その際，開口路は右側に偏位した後，中心に戻りながら最大開口へ至る．左側顎関節は，軽度の開口時クリックを認める．

パノラマX線写真から，下顎頭の変形は認められない（図15b）．

診断：

両側復位性顎関節円板障害（Ⅲa型）．MRIより，閉口時に前方転位している関節円板は，左側に比べ右側の変形が強い．また，右側の関節円板は，閉口時に軽度のTCHか，強い噛みしめかによって，下顎頭と関節窩の距離が異なることがわかる．前方転位は，咬合状態の強弱により関節円板の転位および変形程度に違いがあると考えられる．

治療方針：

復位性顎関節円板前方転位の陳旧症例では，若年者を除き，関節円板が整位して関節（雑）音が消失することは困難であることが認識されている．しかし，前方転位した関節円板が偶発的に整位し，患側臼歯が嵌合しない状態が生ずる症例があること，また，関節（雑）音自体が気になると訴える患者も少なくない．

本症例においては，関節円板の整位は困難であると考えられ，クリックは継続するものの，関節（雑）音の程度やその引っかかり感を，日常生活で気にならない程度にまで軽減することを治療の目標とした．スプリントは，睡眠時ブラキシズムの軽減，咬合時に上下歯列間にスペースを作り顎関節への負荷を軽減すること，スプリントへの咬合接触によりTCHの気づきを促すことを目的として装着した．

経過：

初診時；特に復位性関節円板前方転位について病態説明，およびスプリント製作のための印象採得を行った．

2週間後；スタビライゼーションスプリントを装着．スプリントを装着した状態からの開口ではクリックを生じない．基本的に睡眠時の装着を指示した（図15c）．

6週間後；患者の認識として，食事時に生じていたクリックの頻度が減少してきたこと，日中の食事以外の時間に装着することでクリック気にならず，楽であるとのこと．

8週間後；スプリント非装着時のクリックが増悪したとの訴えあり．痛みはない．ク

図15 症例2

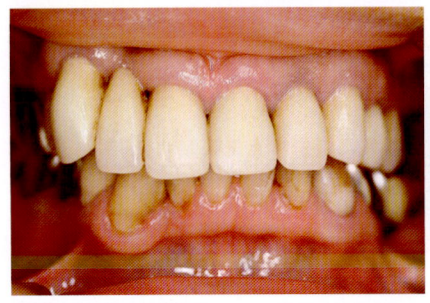

a：初診時正面観 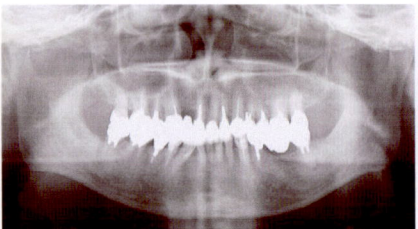
b：パノラマX線写真 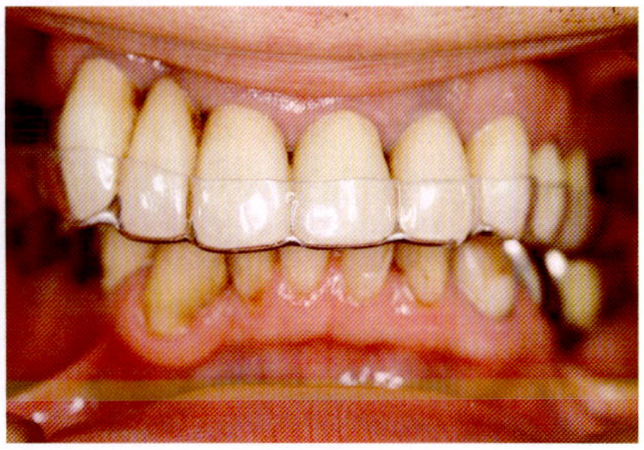
c：スプリント装着状態

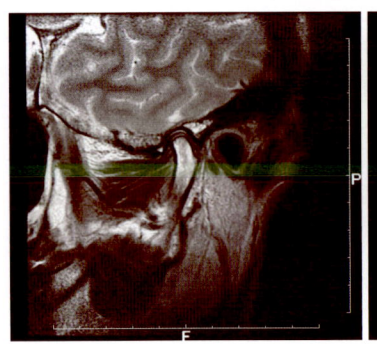

d：咬合時の右側顎関節 MRI
e：噛みしめ時の右側顎関節 MRI 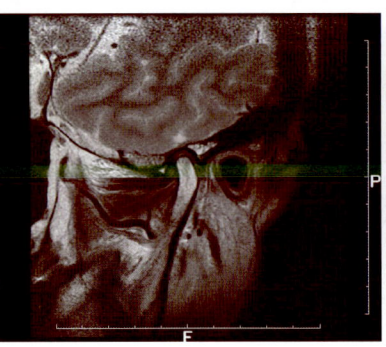
f：開口時の右側顎関節 MRI 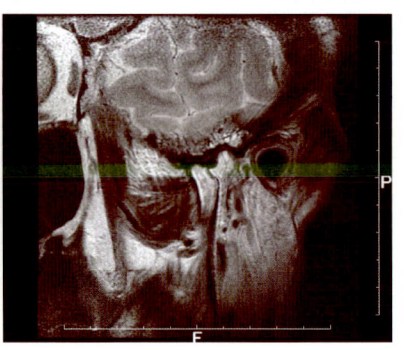

　リックが消失することは困難であることを再度説明し，関節の滑走を改善するため関節可動化訓練を指導した．関節円板の状態を確認するため MRI 撮影を行ったところ，右側顎関節において咬合時と噛みしめ時で画像上の関節窩－下顎頭間距離が，噛みしめ時では短くなり，関節円板がより前方位に位置していることが認められる（図15d〜f）．

　4カ月後；無痛最大開口量 60mm．クリックの頻度，強度は軽減していること，食事時に関節（雑）音が生じることはほとんどないとの自覚あり．

考察：

　復位性顎関節円板前方転位の状態は継続しているものの，スプリント装着時には噛みしめ後の開口でクリックが生じないことから，顎関節への負荷の軽減効果が考えられる．また，運動療法としての関節可動化訓練を実施することにより，関節内の潤滑が向上し，関節（雑）音の強度が減少したと考えられる．

　患者は，日中のスプリント装着が快適だと感じたため，日中の装着の許可した．これは，スプリント装着により関節空隙が大きくなってクリックが軽減したためで，患者にはこの機序を説明し，関節円板転位が噛みしめやTCHで増悪すること，クリックは消失させることは困難であることなどを説明する．スプリント装着による症状変化はこれを理解するための一助となる．運動療法やセルフケアでクリックの軽減を図ることとし，スプリントの日中使用は漸減していく．

症例3　睡眠時ブラキシズムによる負荷への対応

患者：44歳，女性
主訴：食べ物を噛みづらい，睡眠時の歯ぎしりが強い，噛みあわせが悪い
現病歴：

高校生時に顎関節症症状を発症し，スプリント療法を受け，徐々に緩解した．3年前より関節（雑）音を自覚している．近医，総合病院口腔外科，大学病院顎関節専門外来を受診し，スプリント療法等を受けるも改善がみられず，当院へ紹介受診した（図16a）．

現症：

無痛最大開口量38mm．開口時痛－

圧痛；右側顎関節，両側咬筋．まっすぐに開口すると，いわゆるロックし，右側へ偏心させて開口することにより38mm開口可能，その際に左側でクリックが生じる．

診断：左側非復位性顎関節円板転位障害（Ⅲb型），咀嚼筋痛障害（Ⅰ型）

治療方針：

非復位性顎関節円板前方転位に対して関節可動化訓練を指示すること，また，持続的に顎関節，閉口筋に負荷を及ぼしているTCHを是正すること．スプリントは，過去にさまざまな形態のものを装着しており（図16b），スプリントは初期治療後，治療の経過のなかで，睡眠時ブラキシズムへの対応，また顎関節への負荷の軽減を目的として装着を考慮することとする．

MRIでは，右側顎関節は関節円板位置正常，左側は非復位性関節円板前方転位を認めた．

経過：

初診時；病態説明およびTCH是正を含むセルフケアを指示した．過去に数種類のスプリントを使用し，明確な効果がみられないことから，スプリントは経過のなかでその使用を検討することとした．

1カ月後；無痛最大開口量41mm，圧痛（右側顎関節，両側咬筋，側頭筋）．咀嚼時の咬合接触の不快感を訴えており，来院前より装着してあった臼歯部テンポラリークラウンにて，偏心運動時の咬合接触の調整を行っている．

4カ月後；起床時顔面痛，疲労感を自覚するようになり，睡眠時ブラキシズムの増悪が疑われたため，睡眠時にスプリントを装着した．スプリント装着後，開口量は40～43mmで推移し，継続的に知覚過敏症状を訴え知覚過敏処置を実施した．

9カ月後；左側顎関節の引っかかり感（ごりごり感）が持続することから，パンピングマニピュレーションを実施した．

10カ月後；開口量43mmで安定した状態を維持しており，食事時に食べやすくなっているとの自覚あり．

1年後；咀嚼のしづらさや日常感じる痛みなどによる日常生活の支障は軽減している．顎関節，咀嚼筋の圧痛，知覚過敏症状は，強度は軽減しているものの持続している．臼

図16　症例3

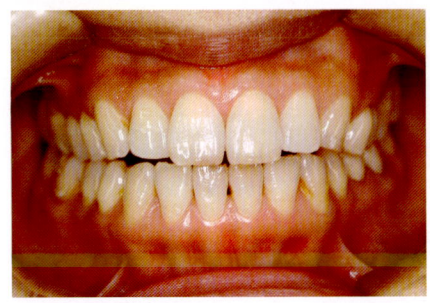

a：初診時正面観

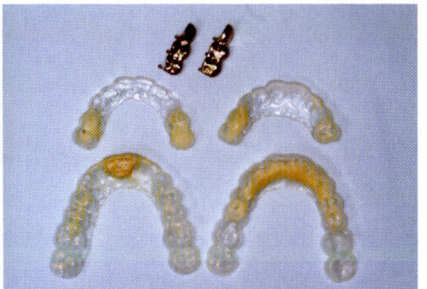

b：これまで使用してきたスプリント

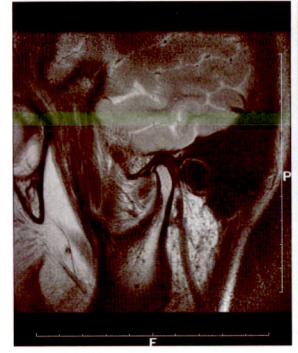

c：閉口時の右側顎関節MRI

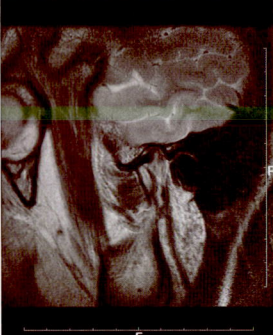

d：開口時の右側顎関節MRI

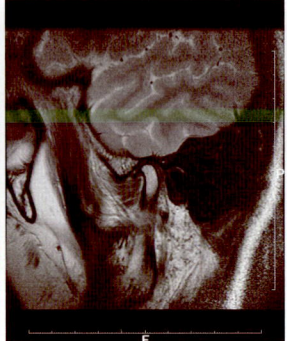

e：閉口時の左側顎関節MRI

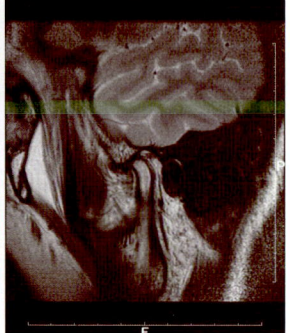

f：開口時の左側顎関節MRI

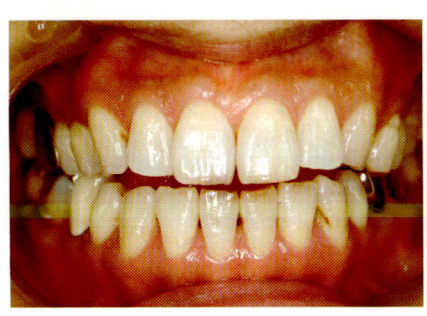

g：4年8カ月後の正面観

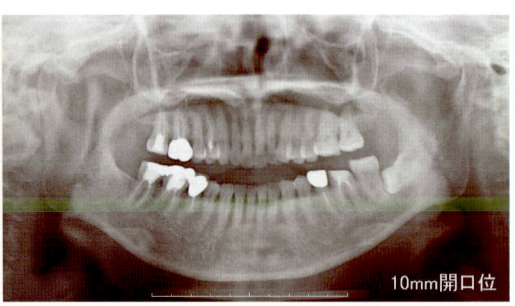

h：4年8カ月後のパノラマX線写真

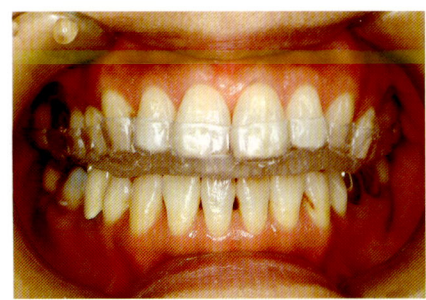

10mm開口位

i：スプリント装着状態

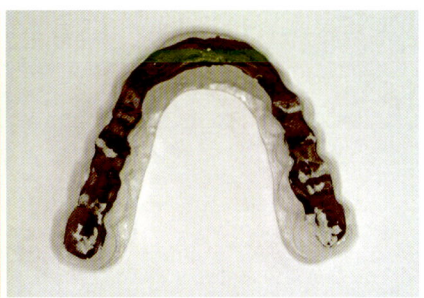

j：スプリント上の咬耗

歯部暫間冠および咬合接触不全部の歯冠修復を開始する．スプリントは，装着により起床時の顎関節，咀嚼筋痛が増悪する場合があることから中断している．以降，月に1～2回の頻度で，顎関節症症状，運動療法の経過を確認しながら，歯冠修復，知覚過敏症状の治療を継続し，2年後には，開口量は45mmで安定している．

4年8カ月後；開口量47mm．食事時の頬部痛が強いこと，両側顎関節の圧痛が認められることから，顎関節の状態確認のためMRI撮影，右側は正常，左側は非復位性顎関節円板前方転位および外側転位を認めた（図16c～h）．

起床時に顎関節部の痛みを自覚することがみられてきたことから，顎関節部への負荷軽減を目的にスプリントを再製作し，睡眠時の使用を指示した．スプリント咬合面にファセットレジンマーカーを塗布し2週間後に観察したところ，スプリント上にファセット認めた（図16i,j）．

顎関節症症状について，開口量は47mmで安定している．咀嚼筋，顎関節の痛みが運動により誘発されたり，起床時に自覚することから，スプリントを継続的に使用し，咀嚼筋，顎関節の応答を観察しながら，管理していくこととする．

考察：

受診前の顎関節症症状の経過が長く，症状の明確な改善がみられずに来院した症例で，治療方針の立案に注意を要するものである．

本症例では，開口障害があり，MRIにて非復位性顎関節円板前方転位があることから，顎運動量の改善と痛みの軽減を目指して，関節可動化訓練の実施を指示した．痛みのため，自身での訓練が思うように実施できないことから，パンピングマニピュレーションを実施して，術者が受動的に関節の可動性を高めることで，症状の軽減が図られた．その後の経過のなかで，ブラキシズムおよび顎関節への負荷の対応としてスプリントを装着している．

過去の治療経過の中で，種々の歯列部分被覆スプリントやピボットスプリントなどが使用されていたが，顎関節症のすべてにスプリントが適応になるものではないことを認識し，病態を正しく診断してスプリントの目的を明確にすることが重要である．

6 可逆的なスプリント治療と，スプリント依存から脱却させるスプリント治療

佐藤文明

　現在，顎関節症を良好に治癒させる治療戦略として，運動療法やスプリント療法などの病態に対する治療（病態治療）と，TCH（9頁参照）や睡眠時ブラキシズムなど顎関節症の病態を悪化させる寄与因子をコントロールする病因に対する治療（病因治療）をうまく組み合わせながら，二本立てで行うことが一般的である．治療の基本はAADRのTMD基本声明（2010年）の勧告にあるように，可逆的治療を主体にセルフケアと自己管理に重点を置くことが大切である．

　咬合治療が顎関節症の主な治療であった時代から，可逆的治療としてスプリント療法は幅広く行われてきたが，独自のスプリントを装着した結果，咬合が変化し非可逆的治療になり，問題を生じているのも事実である．2014年4月の保険改定で運動療法が歯科口腔リハビリテーション料2として導入されたが，スプリント装着が必須となっており，いかに害のないスプリントを装着するかを考える必要がある．

　現在のスプリントの臨床的意義は，さまざまな寄与因子のなかで，病因としての睡眠時ブラキシズム（歯ぎしり，くいしばり）により起床時症状があるケースで，不必要な力をコントロール（力を再分配する）することにより，睡眠時ブラキシズムによる影響を減らすことにある．また，長年の不適切なスプリント装着によるスプリント依存症からの段階的離脱のために使用を余儀なくされるケースも，適応と考える．

　スプリント装着においては，以下のことに気をつけている．
① できうるかぎり，厚さの薄い（1〜2mm程度）ものを装着する
② 即時重合型レジンなどを用いて，壊れないように補強をする
③ 全歯被覆型のものを製作する
④ 臼歯部をフラットテーブルとし，両側臼歯部を均等接触させる
⑤ 通常は短期間の使用を原則とする

症例1

患者：30歳，女性．主婦
主訴：左顎が痛い
既往歴：特記事項なし．顎口腔領域における外傷等の既往なし
現病歴：
　約3週間前，起床後に左側顎関節の大開口時痛を自覚．特にきっかけになるようなものは思い当たらない．以前よりクリックがあったが，引っかかりが強くなり，気になり始めた．大開口時の痛み，食事時の痛みが強く，不安になり来院した．

現症：

　無痛最大開口域 25mm，有痛最大開口域 35mm，強制開口域 42mm．開口時に切歯路は左側偏位があり，触診にて左側顎関節部に圧痛および開口時痛を認める．25mm で左側顎関節にクリックを認め，同時に左側顎関節部に開口時痛があった（図 17a）．

　ガイド；左右側方運動時に両側智歯が誘導．前方運動時も智歯が誘導（図 17b 〜 d）

　パノラマ X 線写真にて，下顎頭の変形は認めなかった（図 17e）．

　寄与因子；趣味で読書，資格取得のための勉強中とのことで，集中している時間が多い．PC，スマートフォンなどは，平均して日に 1 〜 2 時間程度使用している．頬づえ（−）

　TCH（＋）；頬粘膜に圧痕を認め，TCH 確認テストで（＋）（図 17f）

　ブラキシズム（＋）；家族による歯ぎしりの指摘はない．起床時噛みしめ感（＋）

　咬筋部の疲労感を感じることは，たまにある．タコ，イカ等の噛みしめが必要な食品が好きとのことであった．

診断：左側復位性顎関節円板障害（Ⅲ a 型，前方転位）

治療方針：

　日常生活指導；軟食指示，急開口（あくび）の抑制．読書，勉強時に同一姿勢が多いため，たまに背筋を伸ばし，緊張をほぐすような体操を行うように指示．TCH 是正指導．

　睡眠時のブラキシズムに対し，スタビライゼーションスプリント使用（図 17g 〜 i）

　可動化訓練指導（図 17j）

治療経過：

　2 週後；起床時の違和感は解消．以前より痛みが消失してきた．TCH 自覚あり．可動化訓練は 1 日 4 回実施．

　4 週後；痛みはほぼ軽減．無痛開口域 50mm．以前より TCH は減少している．スプリントは 1 日おきにして，起床時症状を確認してもらう．可動化訓練は継続．

　6 週後；痛みなし．無痛開口域 51mm．TCH 確認テスト（−）．スプリントは入れても入れなくても変化はないので外すよう指示し，可動化訓練を継続．

考察：

　本症例は智歯が側方ガイドをしているが，今までの経験から，あえて咬合は触らず咬合調整も行わないで，病態治療として可動化訓練による運動療法，病因治療として日常生活指導，TCH 是正を優先した．さらに睡眠時ブラキシズムに対してはスタビライゼーションスプリントにて対応した．

　スプリントの圧痕からクレンチングが疑われたが，他の寄与因子をコントロールしたことにより，クレンチングをしていても症状の緩解が得られた．

図 17 症例 1

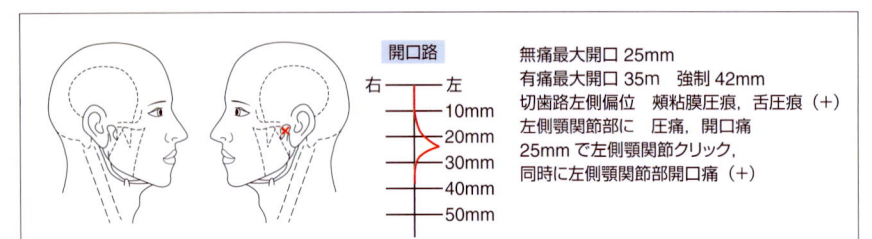

a：現症

開口路
右　　左
10mm
20mm
30mm
40mm
50mm

無痛最大開口 25mm
有痛最大開口 35m　強制 42mm
切歯路左側偏位　頬粘膜圧痕，舌圧痕（＋）
左側顎関節部に　圧痛，開口痛
25mm で左側顎関節クリック，
同時に左側顎関節部開口痛（＋）

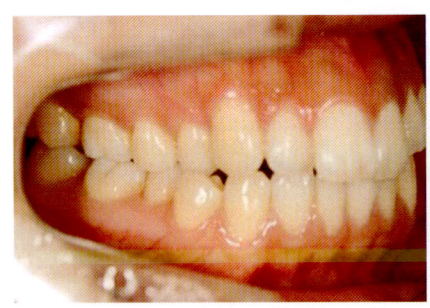

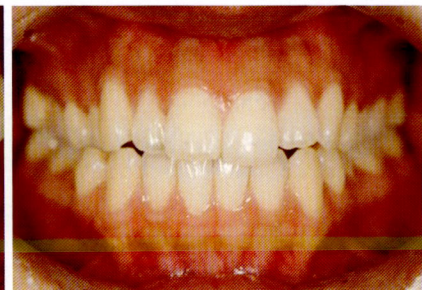

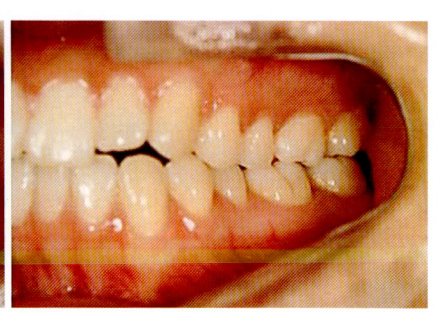

b～d：初診時口腔内写真

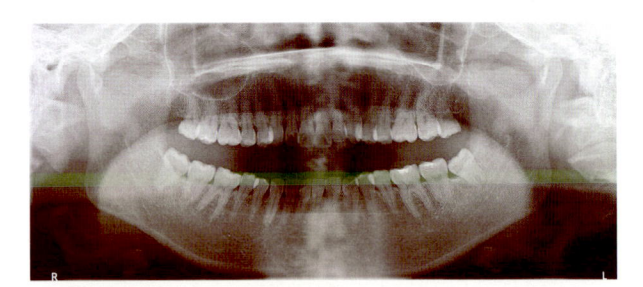

e：初診時パノラマX線写真

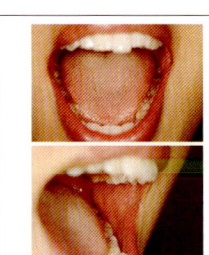

f：TCH 確認テスト

1）視診による確認
　　頬粘膜に弱い圧痕を認める

2）行動診査法
　　唇と歯をともに離す→歯を接触させる→唇
　　も閉じてしまう→ TCH あり
　　唇と歯をともに接触させる→歯を離す→唇
　　も開いてしまう→ TCH あり

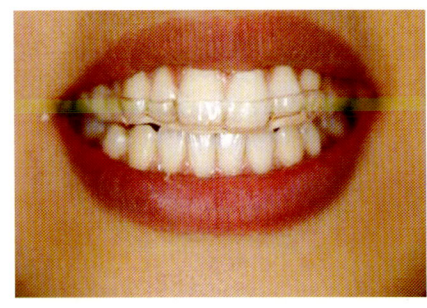

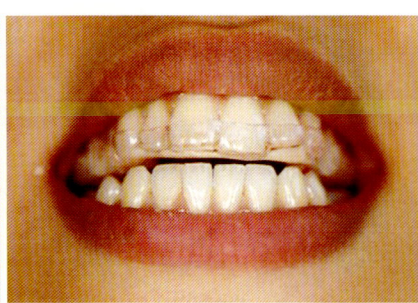

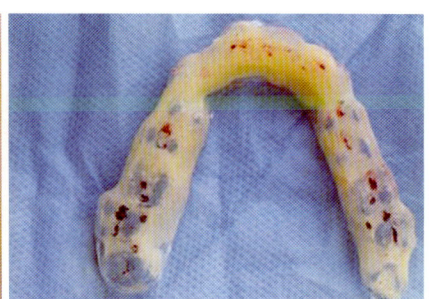

g～i：スタビライゼーションスプリント．1mm のアクリル板を使用．あまり厚くならないように製作

① 準備運動
　痛みを生じない程度に小刻みな開閉口運動を 10 回程度行う

② 痛みに耐えられる程度でできるだけ大きく開口する
　この際，利き手指 3 本を下顎前歯に当て，痛みを感じるまでゆっくりと下方に押し下げる
　反対の手の親指を上顎前歯に当て，下方へ押し下げる力に拮抗させるとより効果的である（徒手両手法）

　上記①，②を 3～4 回繰り返す．これを 1 セットとし，1 日 4 セット，毎食後および入浴中，入浴後に行う

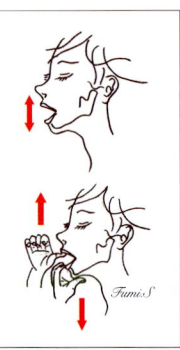

j：関節可動化訓練

104

症例 2

本症例は 15 歳から 10 年にわたり多数の医療機関で，矯正や補綴により咬合治療を受けた症例である．長年，厚みのあるスプリントを長時間上下顎に装着していたためにスプリント依存症になっており，さらにスプリントを外すとどこで噛んでいいかわからない，顎に力が入らないなどの咬合違和感を訴えて来院されたケースである．

患者：34 歳，女性．家事手伝い

主訴：① 顎と顔や首回りの痛み，違和感．② 噛みあわせがわからない．③ 身体に力が入らない

既往歴：特記事項なし，顎口腔領域における外傷等の既往なし

現病歴：

15 歳のときに右側顎関節に痛みが出現し，大学病院にてスプリント治療，さらに矯正を勧められ地元の矯正歯科で治療開始．

矯正治療中，右側顎関節が再び痛くなり，その後 3 〜 4 カ所の歯科医院を転々とし，スプリント治療，咬合調整，補綴治療を受けるも，症状は安定しなかった．

1 年前より他院にてスプリント治療や補綴治療を行い，再度の矯正を勧められ，不安になり当院に来院した．

現症：

無痛最大開口域 24mm，有痛最大開口域 40mm，強制開口域 40mm．

開口時に切歯路左側偏位があり，触診にて両側顎関節部，右側頭筋，咬筋，両側胸鎖乳突筋に圧痛，開口時痛を認める．25mm で左側偏位し，クリックを触知，同時に左側顎関節部開口時痛を認めた（図 18a）．

臼歯部咬合面には咬合調整の痕跡や新たにスーパーボンドで咬合面に築盛している部位も見受けられた．咬合が定まらず，二態咬合を呈しており，食事はもっぱら左側で噛んでいた（図 18b 〜 d）．

パノラマ X 線写真にて，下顎頭は小さいが変形は認めなかった（図 18e）．

寄与因子；HADS は，不安 5 点，抑うつ 2 点であり，正常範囲内であった．SEPQ は，神経症得点 18 点，外向性得点 12 点であった．日常生活障害としては大開口困難，痛みが強くなるのは起床時，午前中，夕方，食後．姿勢が悪く，長時間の会話や電話，舌突出癖，片咀嚼，PC，細かい作業，緊張が多いことなどがある．

TCH（+）：頰粘膜圧痕，舌圧痕（+），確認テストで TCH を認めた（図 18f,g）

ブラキシズム（+）：中途覚醒時，起床時くいしばり感覚自覚，疲労感自覚．

診断：左側復位性顎関節円板障害（Ⅲ a 型，前方転位），両側咀嚼筋痛障害（Ⅰ型）

治療方針：

軟食指示，急開口（あくび）の抑制など，通常通りの日常生活指導を最初に行った．患者からの聴取から度重なる咬合治療により咬合が安定せず，いつも噛む場所を探していた．普段は右か左にずらして噛んでいるとのことであった．食事は噛みやすいほうで食べていいと指導し，噛む場所を探す動作は TCH につながることから，行わないよう

HADS（Hospital Anxiety and Depression Scale）

身体症状をもつ患者の不安と抑うつ状態の評価のために考案された，自記式質問票．身体症状に関する質問項目がないことで，ほかの質問票に比べ，受診時の不安や抑うつによる重症度を評価する身体疾患患者のスクリーニングに適している．7 つの不安測定項目と 7 つの抑うつ測定項目の合計 14 項目の質問項目からなり，各質問には 0 〜 3 点の 4 つの解答から選択させる．合計点は最低 0 点から最高 21 点であり，7 点以下は正常，8 〜 10 点は疑心域，11 点以上で確信域と判断する

SEPQ（Short-form Eysenk Personality Questionnaire）

長期間にわたって変化することが少ないといわれる性格特性について，神経症的性格 6 質問，外交的性格 6 質問で評価する自記式質問票．神経症的性格は不安，情緒の不安定性，気分の変調性を，また外向的性格は社交性と衝動性を評価する．各質問には 1 〜 4 点の解答から選択させ合計点は 6 〜 24 点であり，得点が高いほどその傾向を示す

指示した．また，TCH是正については習慣逆転法（図18h）を行わせた．

咬合については今後変化が出てくる可能性があることから，しばらくはそのままとして様子をみることとした．

現在装着している上下顎のスプリントについては外すよう指示したが，外すことに抵抗があり，症状が出現するとすぐに装着してしまうスプリント依存が疑われた．まず上下顎に入れていたスプリントを上顎だけにするように指示し，睡眠時のみにするよう指示した．その後，徐々にスプリントの厚みを薄くするようにし，睡眠時のブラキシズムに対して，新たに薄いスタビライゼーションスプリント製作することとした（図18i）．

咀嚼筋群に対する伸展，下顎頭の可動域を増加させることを目的に，可動化訓練を指示した．

治療経過：

1週後；上顎のみスプリントを入れるよう指示し，睡眠時だけの装着とした．

2週後；新たに上顎に薄いスプリントを製作し，装着．

4週後；無痛開口域35mm，有痛開口域48mmであった．スプリントを入れているほうが楽であり，スプリント依存が疑われた．噛みづらさは変わらず，頚部のつっぱり感は減少，痛みは減少．スプリントにはクレンチングによる圧痕が確認された（図18j）．

2ヵ月後；有痛開口域48mm．痛みはさらに減少．噛みづらさは変化なし．起床時症状がなくなったので，スプリントは1日おきに使用するよう指示した．しかし，ときどき痛みが出ると，不安のためスプリントをはめてしまう．

6ヵ月後；無痛開口域48mm．前回より改善，痛みはほぼ消失．起床時の引っかかり感も減ったため，スプリントを外すよう指示．HADS不安2点，抑うつ0点，SEPQ神経症12点，外交的得点15点．不安得点，抑うつ得点，神経症得点もすべて減少し，改善傾向がみられた．

14ヵ月後；無痛開口域50mm．痛みは完全に消失．咬合違和感もほぼ消失．

考察：

本症例は長年にわたり顎関節症の治療のために咬合治療（咬合調整，補綴治療，矯正治療）を受けてきた．また，上下顎にスプリントを絶えず装着する治療を長年受けてきたため，スプリントを外す不安感があり，スプリント依存症を思わせた．また，スプリントを外したとき，その咬合に慣れているため，うまく噛めない，どこで噛んでいいかわからないなど咬合違和感も訴えていた．

まず，スプリント離脱の第一段階として，病態治療である可動化訓練による運動療法，病因治療として日常生活指導，TCHの是正を行いながら，上顎のスプリントのみ1日おきに使用することで，その変化を確認させ，下顎スプリントの離脱を行った．さらに上顎スプリントの厚みが厚いため，新たに薄いスプリントを製作し，毎夜装着させた．

咬合違和感については，顎関節症症状の安定が図れるまで触らないこととし，噛みあわせの場所を探すような癖の改善のためにTCHの習癖是正を行った．症状の安定に伴い不安感，神経症得点も減少した．現在はスプリント離脱による不安感もなく，咬合が一部あまいところがあり，噛みづらさを訴えるが，以前のようにうまく力が入らないな

習慣逆転法
（Habit Reversal）

習慣逆転法は行動変容法と呼ばれる心理療法の一手法であり，望ましくない習癖行動をもつ人に対して，その習癖行動の頻度を減らすために用いられる介入手続きである．習慣逆転法の実践にはその習癖があることでいかに不自由さや困難さを引き起こすかを患者に理解させる動機づけ，その習癖が生じている，あるいは生じる予兆があったときにそれを確認することを学習する意識化訓練，習癖行動に対して両立しない行動を患者に行わせる競合反応訓練の3つのステップが必要である．

TCH是正の動機付けでは，歯を接触させる行動が長時間続くことでアゴの関節や筋肉に悪い影響を与えていることやその接触時間が1日17分程度しかないことを教える．実際に咬筋，側頭筋を触れさせ，開閉口することで筋が一緒に収縮する感覚を体験させると，噛みしめていなくても筋肉を使っていることを実感しやすい．次に無意識にやっているTCHの意識化訓練として，「歯を離す」「リラックス」「力を抜く」などと書いた貼り紙（リマインダー）を行い，気づく機会を増やす．さらにその競合反応訓練としてリマインダーをみたときに必ず上下の歯が接触しているか自己チェックを行い，もし接触していた場合は一度だけ，肩を大きく上げて鼻から大きく息を吸い込み，その後，口から息を吐きながら肩を落として一気に脱力する行動をさせる．これら一連の行動の繰り返しにより，リマインダーをみたときに脱力をしなければという意志が働き脱力をしていたものが，徐々にリマインダーをみたらすぐに脱力する条件反射ができるようになる

図18 症例2

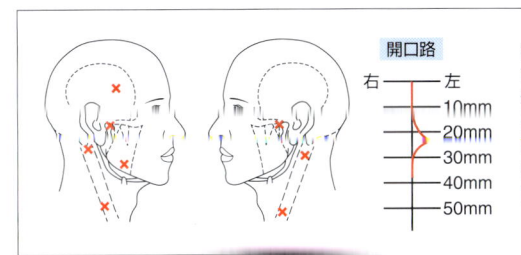

開口路
無痛最大開口 24mm
有痛最大開口 40mm　強制 40mm
切歯路左側偏位　頰粘膜圧痕，舌圧痕（＋）
両側顎関節部，右側咬筋，咬筋，
両側胸鎖乳突筋に圧痛，開口時痛
25mmで左側顎関節クリック，
同時に左側顎関節部開口痛（＋）

a：現症

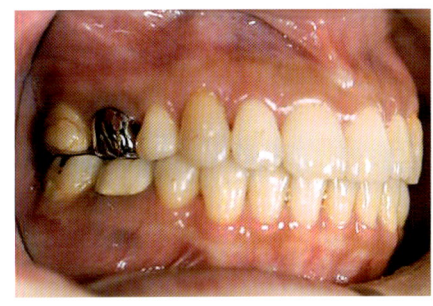

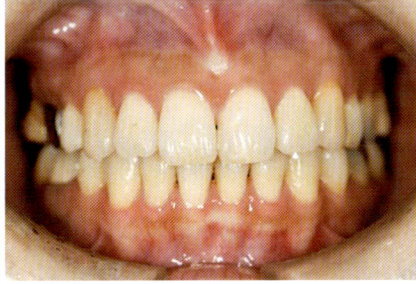

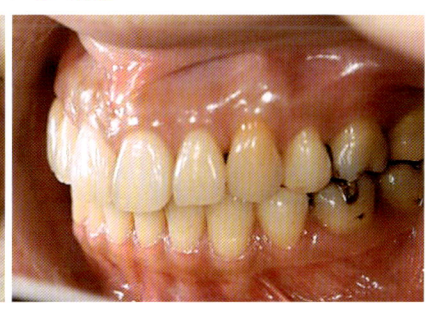

b〜d：初診時口腔内写真

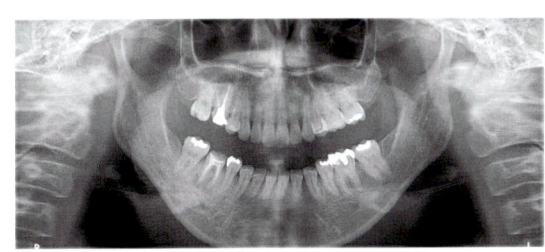

e：初診時パノラマX線写真

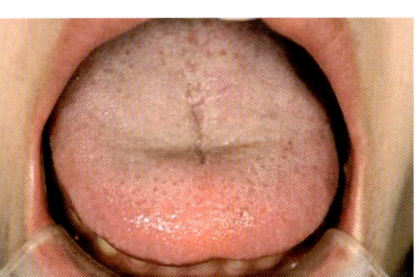

f：頰粘膜圧痕　　g：舌圧痕

ステップ1　動機づけ
歯の接触は筋肉を使っていることを認識させる．
1日の歯の接触時間は17.5分である．咬筋，側頭筋に触れた状態で開閉口させると患者は認識しやすい．

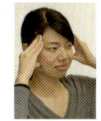

ステップ2　意識化訓練
貼紙（リマインダー）を用意し，気づきやすい場所に最低でも10カ所以上貼る．
貼紙をみたら上下の歯の接触を確認する．

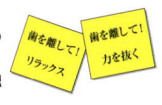

ステップ3　競合反応訓練
もし，上下の歯が接触していたら，鼻から空気を吸い，肩を大きく上げ，一気に口から息を吐きながら，肩を落として全身の力を抜く．

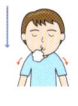

h：習慣逆転法を用いたTCH是正法

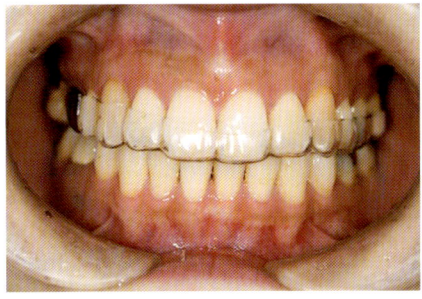

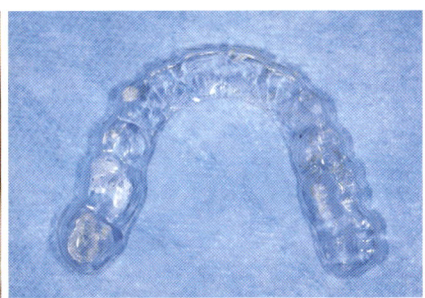

i：スタビライゼーションスプリント
j：クレンチング痕

どの症状は改善しており，食事も十分にとれているとのことであった．
　本症例のように，スプリント治療は誤った使い方をすることで非可逆的治療にもなりうる．患者にスプリント依存を起こさせるような日中の長期連用は慎むべきである．

7 スプリント療法の役割を考える

野澤健司

　昨今，スプリントが顎関節症に有効かどうかの議論がなされている．スプリントが効果であるかどうかを議論する前に，もう一度基本を考えてみる必要があると思う．
① 正確な印象が採れているか
② 正確な模型製作ができているか
③ スプリントを口腔内に装着したとき，ガタつきはないか
④ 違和感の少ない形態になっているか
⑤ 正確な顎位（中心位）の採得ができているか
⑥ 最終スプリントの咬合面形態は，噛みしめ時に中心位で両側臼歯部が均等に接触しているか
⑦ 左右側方運動が干渉なくスムーズに行えているか
⑧ 顎位の変化，スプリントの傷に応じて，適切にスプリント調整が行われているか．

　これができて，はじめて顎関節症の治療にスプリントの効果があるかどうかの議論がなされるべきであると思う．

　筆者のスプリント製作法，調整法の特徴については，図19 をご覧いただきたい．そして，4症例を提示する．

症例1　開口障害に対して顎関節マニピュレーションとスタビライゼショーンスプリントを併用した症例

患者：55歳，女性
主訴：開口障害，開口時右側顎関節痛
現病歴：

　4年前，右側顎関節の痛みと開口障害を自覚したため，某口腔外科を受診する．スプリント療法にて痛みの軽減，開口訓練によって開口量の増大がみられたが，開口すると顎が右にずれたようになった．完全には開口できず，これ以上はよくならないと言われた．あきらめていたが4日前から右顎の痛みを再発し，当院受診．

現症：

　開口時に右側顎関節痛を認め，開口量は30mmあった．右側下顎頭の滑走運動はほとんどなく，大開口時下顎は大きく右側へ偏位した．右側の咬筋，胸鎖乳突筋の圧痛が著明であった．パノラマX線写真で右側下顎頭の変形を認めた（図20a）．

診断：右側顎関節円板障害（Ⅲb型，慢性クローズドロック），右側咀嚼筋痛障害（Ⅰ型）

図19　筆者のスプリント製作法

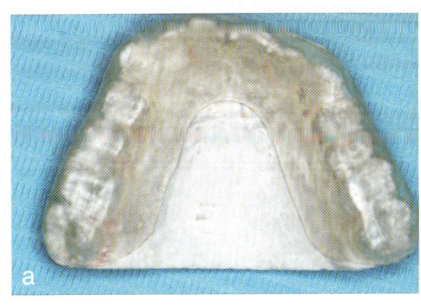

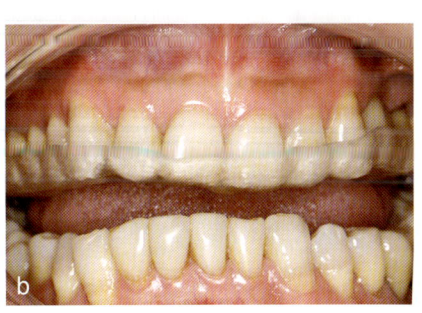

a,b：口腔内に装着したときにガタつきがなく，違和感の少ない形態のスプリントを作る．石膏模型のアンダーカットをブロックアウトして，透明なオルソドンテックレジンを用いて筆積法や筆掛け法を用いる．このままで半日以上置く．模型上で形態修正，研磨を行う．口腔内にスプリントを装着した状態で，ガタつきがなく，形が適切であるかを確認する

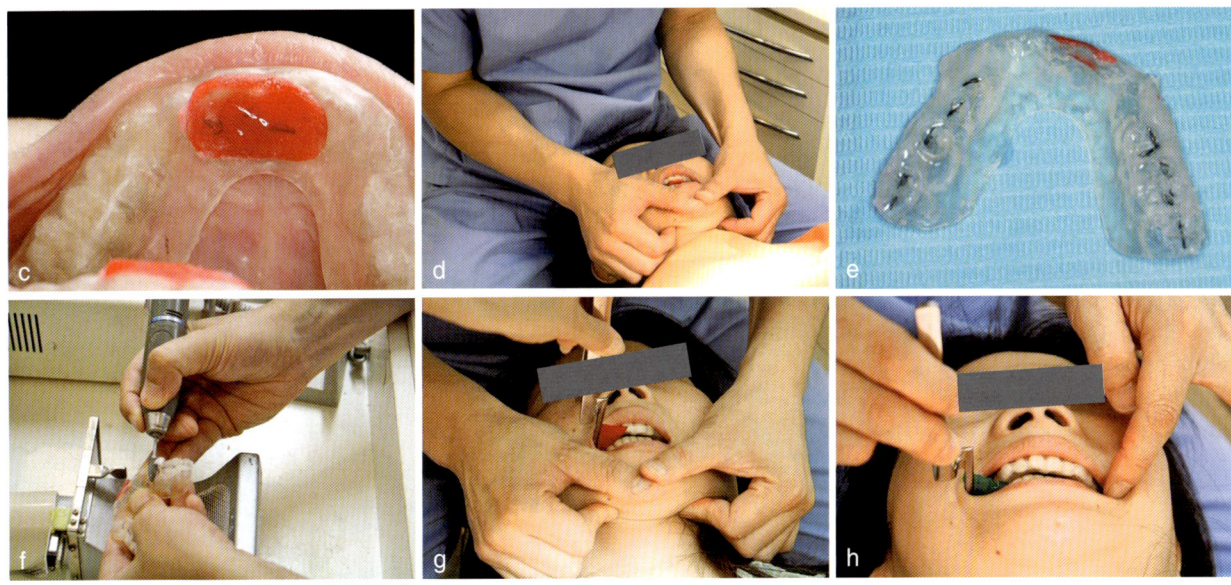

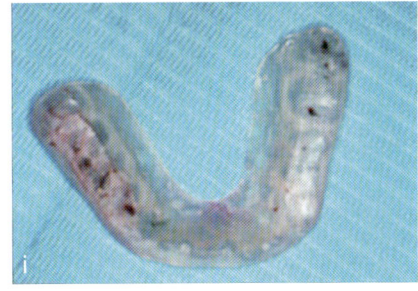

c〜i：正確な顎位（中心位）の採得ができているか．パターンレジン®を用いてスプリントの前歯部にジグを作る．臼歯部が当たっていないのを確認して，安静位で噛ませ，前歯部に印をつける．マーキングした位置に少量のパターンレジン®を盛り，中心位に誘導して硬化するまで待つ．トクソーアクリルプライマーをスプリント咬合面に塗り，臼歯部にレジンを盛って先の前歯の圧痕の位置で軽く噛んでもらう．口腔内から取り出し，歯の圧痕の深いところに鉛筆でマーキングする．マーキングをつなげるように，まっすぐにスプリントの左右臼歯部が，総義歯のろう堤のように平行になるよう削っていく．中心位や側方運動時の調整を行い，左右臼歯部が均等に当たり，左右歯ぎしりがスムーズになるように調整する

図20 症例1

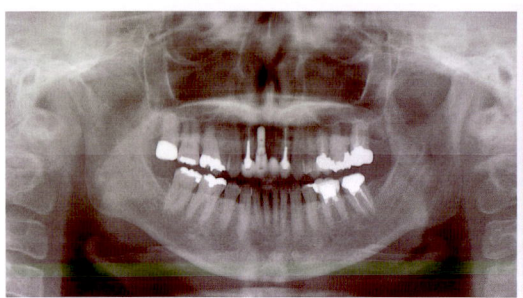

a：初診時パノラマX線写真

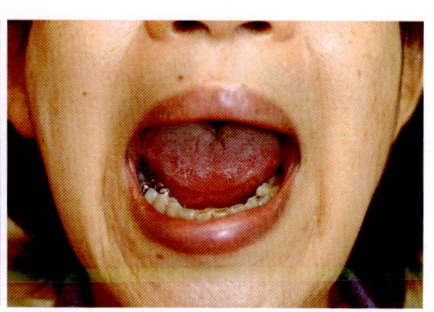

b：マニピュレーション前の開口状態．下顎が右側へ偏位する

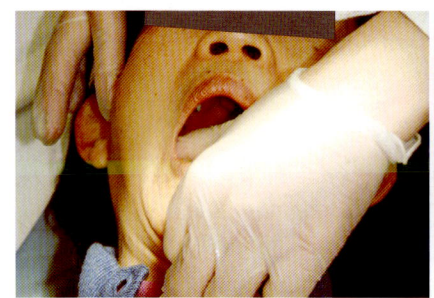

c：右側顎関節マニピュレーション．右側臼歯部に親指を置き，顎関節腔のスペースを広げるイメージで1分間キープする

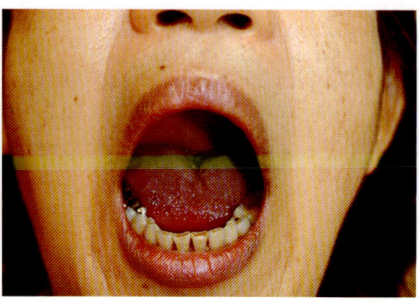

d：マニピュレーション後．右側の下顎頭の滑走運動が得られ，開口量の増加がみられる

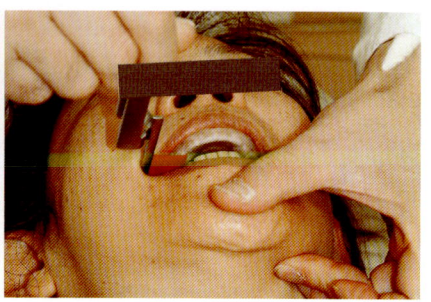

e：右側臼歯部スプリントに隙間ができた（右側顎関節腔のスペース増加）

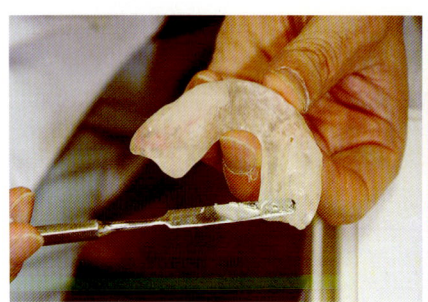

f：スプリントにレジンを盛り足す

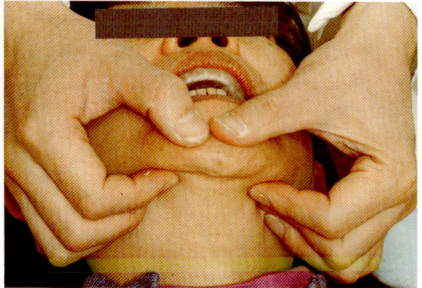

g：下顎を中心位に誘導する

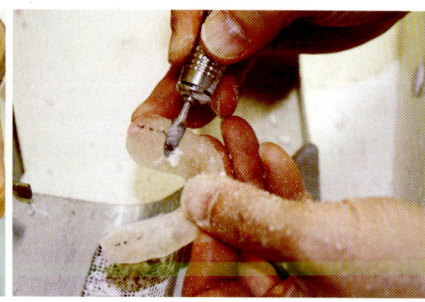

h：調整を行う

治療：

運動療法（図20b〜d）およびスプリントの装着を行い，スプリントの調整（図20e〜h）を定期的に繰り返すことで，右側下顎頭の滑走運動の増大，痛みの軽減がはかられた．

考察：

本症例の右側下顎頭の滑走運動は，初診時に全くなく，強固な癒着が考えられた．従来の開口訓練は開口量の増加だけを目的としたものであり，結果として本症例のように，右側下顎頭の滑走運動が全くなく回転運動のみで治癒するものもみられる．開口訓練（マニピュレーション）は顎関節腔のスペースの増加を目的としており，開口量の増加，下顎頭の滑走量の増加は結果としてある．本スプリント療法は，下顎を中心位に誘導して，顎関節の保護を目的としている．顎関節腔が広がった結果，スプリントに隙間が出てきた．

症例 2　閉塞性睡眠時無呼吸症候群を伴った顎関節症患者にリポジショニングスプリントを併用した症例

患者：41歳，女性
主訴：開口時の左側顎関節痛
現病歴：

　1カ月前から開口時に左側顎関節痛を自覚する．しばらく様子をみるも痛みが軽減しないため，当院受診した．以前からいびきや日中の眠気があるため，3カ月前に睡眠外来受診．検査の結果，軽度閉塞性睡眠時無呼吸症候群と診断されたという．

現症：

　開口時左側顎関節痛，開口量32mm，左側咬筋，胸鎖乳突筋の圧痛が著明であった．左側下顎頭の滑走運動は右側にくらべて制限されており，大開口時下顎切歯部は，わずかに左側へ偏位した．

診断：左側顎関節円板障害（Ⅲb型，慢性クローズドロック），左側咀嚼筋痛障害（Ⅰ型）
治療：

　初診時（図21a），左側顎関節へのマニピュレーションを行い，円板の整位が得られた．さらに運動療法とリポジショニングスプリントを併用することで（図21b〜f）スムーズな開閉口運動，咀嚼筋痛障害も改善した．ぐっすり熟睡できるようになり，日中の眠気もなくなったようである．

図21　症例2

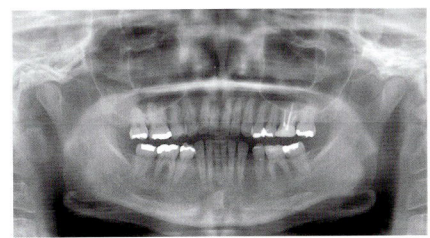

a：初診時パノラマX線写真

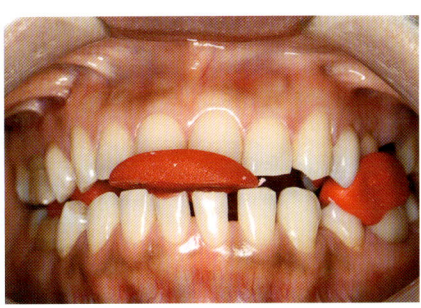

b：下顎を前方に誘導してパターンレジン®で咬合採得を行う

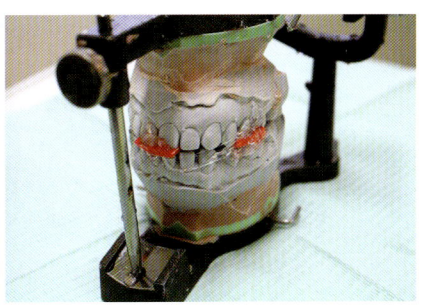

c：咬合器にマウントして製作する

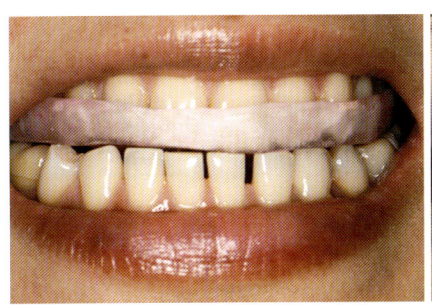

d：口腔内に装着した状態

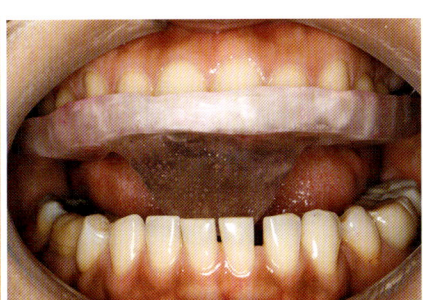

e：下顎を後方に引いた状態

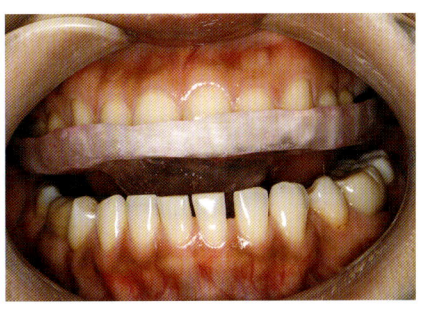

f：ランプ部を下顎前歯部が干渉なく滑るように前方部に誘導できるように調整する

症例3　スプリント療法と心理療法（認知行動療法）の併用で身体症状が改善した症例

患者：35歳，女性
主訴：右側の顎の痛み，咬合の違和感
現病歴：

　7～8年前から右顎が痛み，どこで噛んだらいいかわからないようになった．現在までに，数多くの大学病院，歯科医院，整骨院，カイロプラクティックセンター等を受診するも，症状は全く改善しない．

　最近，顎の痛みに加えて右側顔面痛，顔面のしびれが強くなり，救急センターを受診しMRI撮影するも，特に異常はみられなかった．知人の歯科医師から紹介され，当院を受診．

現症：

　開口時の右側顎関節痛を認め，開口量は30mmであった．咀嚼筋の触診では右側咬筋，右側胸鎖乳突筋，右側側頭筋に圧痛点を認めた．咬合診査においてCO-CRのずれがあり，第一大臼歯での早期接触を認めた．

　また，めまい，疲れ，不眠，しびれ，眼痛，肩こりなどの多彩な身体症状を呈していた（図22a～d）．

　まず患者理解のため，じっくり話を聞くことからはじめた．以下は初診時の患者の語りである．

　「7～8年前，奥歯の治療をきっかけにどこで噛んだらいいかわからなくなりました．その後，しばらくしてから顎がだんだんと痛くなりました．今まで，整骨院，カイロプラクティック，いろいろな歯科医院，そこで紹介された大学病院で治療を受けましたが，一向によくなりませんでした．どこに行っても原因がわからなく，あるところでは精神的なものだろうといわれました．でも痛みはだんだん増すばかりだし，ここ1～2年は，顔面のしびれも強くなってきました．最近は，一日中，顎の痛みがあり，鎮痛剤が手放せなくなりました．また子供が2歳で夜泣きがひどく，十分に睡眠もとれず，買い物以外は外に出る機会も減りました．

　また，顎の痛みに加えて右の顔面痛，顔面のしびれが強くなり，心配で救急センターを受診しました．MRI撮影するも特に異常はみられないといわれました．でも実際に痛みやしびれはあり，このまま治らないのではないかと思うと不安になります」

　その語りを元に，患者理解のために認知モデルを作成した（図22e）．

治療：

　認知モデルをもとに，1カ月～1カ月半の間，顎の痛みに対してはスプリント療法（図22f～h），筋ストレッチ，開口訓練の指導を行い，鎮痛剤の乱用や引きこもりなどのふさわしくない行動に対しては，鎮痛剤の制限や気分転換のため外出を促すように指導した．

　顎関節治療後，約1か月半で，顎の痛みや身体症状の軽減がみられた．しかしながら，

第Ⅳ章 症例

図22 症例3

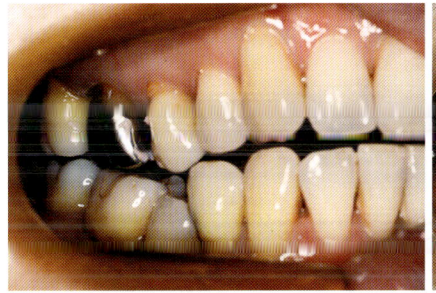

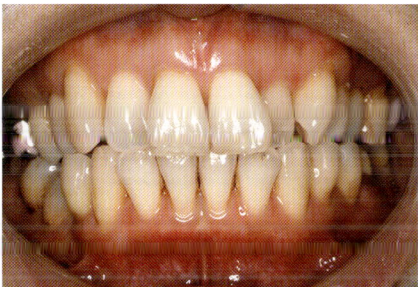

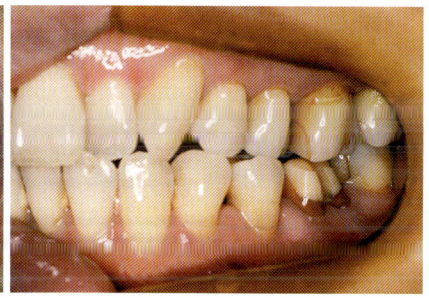

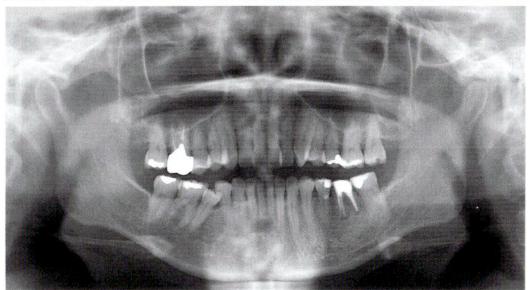

a～d：初診時

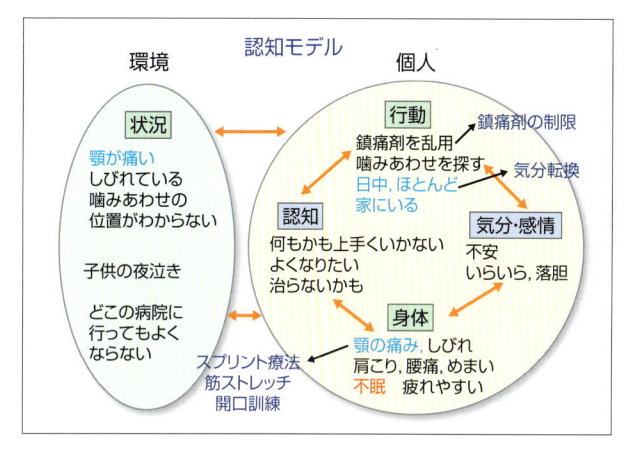

e：認知モデル

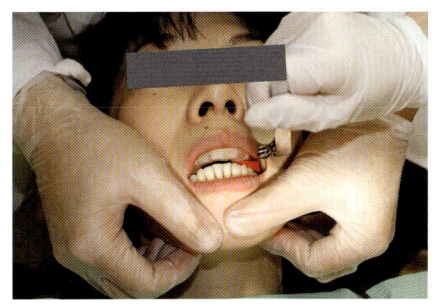

f：中心位誘導．臼歯部に隙間ができた 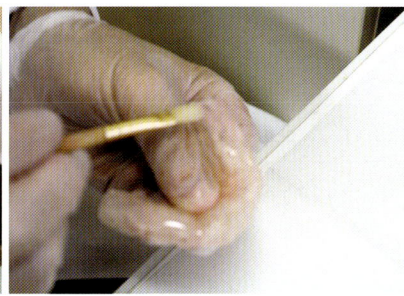　　g：スプリントにレジンを盛る 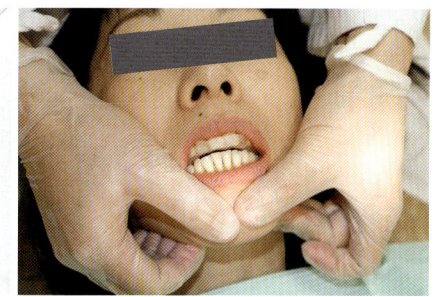　　h：さらに中心位誘導

　噛みあわせの不快感，顔面痛，顔面のしびれが残っていたため，心理療法（認知行動療法）を行った．

　図22iは，初診から1カ月半後に行った認知行動療法のアセスメントシートである．このアセスメントシートから，子どもを一時保育に預けて，外に出て気分転換をはかったりするようになっており，閉じこもりから抜け出してきているのがわかる．初診時と比べると顎の痛みは軽減しているものの，まだ残存していた．この痛みに対して，顎関節のストレッチとスプリントの継続使用と調整を繰り返すことで治療を行っていくことを患者と再度確認した．

　図22jは治療から2カ月半後のアセスメントシートである．この時点でほぼ顎関節痛，咀嚼筋痛は緩解している．患者の認知もきちんと治療してもらえばよくなるのだというプラスの認知の変化が出てきている．依然として自覚している咬合の違和感は，まだダメージを受けた顎関節が治癒している途中であること，噛みあわせに対して過敏に

113

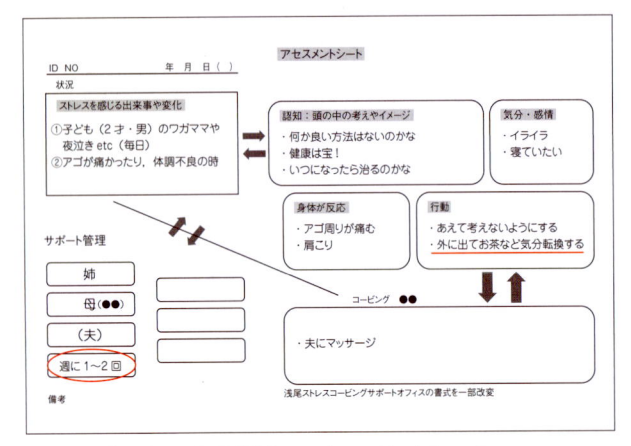

i：初診から1カ月半後のアセスメントシート

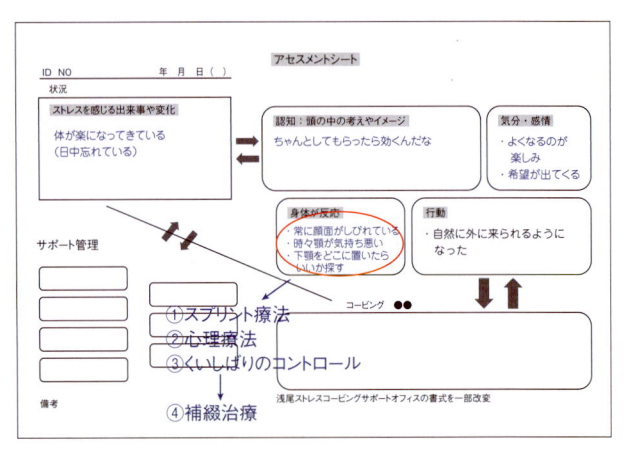

j：初診から2カ月半後のアセスメントシート

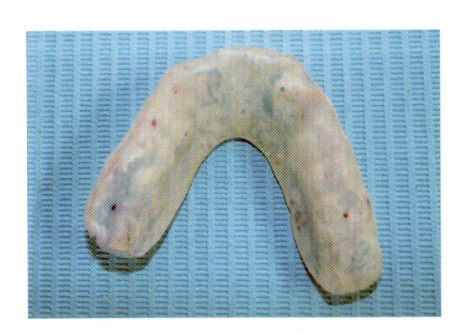

k：3カ月後．スプリント調整後の咬合面

なっている可能性があることを説明した．

　その後，顎関節の治癒については，スプリントの調整をしながら（図22k），顎関節の状態をお互いに確認していった．スプリントの調整を通して，よくなる治療に向かうイメージを共有することに勤めた．噛みしめに対するこだわりは，マインドフルネスによるリラクゼーションと，自分への気づきの促しを行った．

　以上の治療を続け，約半年後には，顎の痛みやしびれ，どこで噛んだらいいわからない感覚は，ほぼ消失した．

考察：

　本患者は長期間の痛み等の刺激が精神・身体症状等を増悪している可能性が疑われた．まず初期治療によって，痛みの軽減，開口量の増加がはかられたことで，患者の信頼が得られたことが最初の段階で重要であり，以後の治療をスムーズに行うことができた．

　認知行動療法によって，よくなっているという認知，治るという希望が出てくるとともに，自然に外出できるようになってきた．マインドフルネスでは，今の瞬間の現実に気づきを向けることで，徐々に自分の体の症状を客観的に観察できるようになってきた．また，呼吸法に加えてマインドフルネス中に顎のまわりの筋肉をリラックスしてもらうことで，くいしばりをしていない感覚を自然に意識できるようになった．

　顎位が変化している→顎関節が治癒していることを，スプリントの調整を通じて実際に患者と実物をみることでイメージの共有ができたことが一番であったと思う．

マインドフルネス

今の瞬間に気づきを向け，その現実をあるがままに知覚して，それに対する思考や感情にはとらわれないことを意味する．当院では，まず深呼吸をすることだけを意識してもらい，呼吸によって生じる腹部の感覚に注意を向ける．慣れてきたら，口のまわりの筋肉，顎の筋肉をリラックスしていき，歯と歯が離れている感覚を認知してもらう．

症例4　長年咀嚼障害に悩む患者に対して，スプリントを使用したリハビリテーションを行ったことで習慣性顎関節脱臼がよくなり，咀嚼障害が改善した症例

患者：65歳，女性

主訴：食事ができない．噛みあわせが悪い

現病歴：

　6〜7年前，両手に器を持って崩れるような形で転倒し，その際に左顎を強打した．開口障害を発現したため，某大学病院口腔外科受診，開口訓練によって口は開くようになったが，少し口を開けると大きく顎がずれ，どこで噛んだらよいかわからなくなり，少しでも開口すると顎が外れるようになった．某大学病院補綴科で臼歯部の補綴治療を行うも，症状の改善は認めなかった．他の大学病院を何軒か受診するも検査のみで，特に治療はなかった．諦めたところ，藁にもすがる思いで当院を受診．

現症：

　来院時，右側下顎頭は完全脱臼を呈していた．容易に整復できたが，開口すると下顎は大きく左側に偏位し，容易に右側下顎頭が脱臼する状態であった．顎関節部の触診にて，左側下顎頭の滑走運動は全くなく，筋触診では両側咬筋，両側胸鎖乳突筋に圧痛を認めた．小開口でも右側下顎頭が脱臼する状態であり，とても咀嚼できる状態ではなかった．受傷後から6〜7年，固形物は食べたことがなく，流動食を飲み込んでいるようであった．外食することが困難で，友人と食事をするのが恥ずかしく，ここ数年は引きこもりの状態であるという（図23a,b）．

診断：右側顎関節脱臼，左側顎関節慢性クローズドロック（非復位性顎関節円板転位，Ⅲb型）両側咬筋，両側胸鎖乳突筋筋痛（咀嚼筋痛障害，Ⅰ型）

治療：

　左側下顎頭の滑走障害を関節のストレッチを繰り返すことによって，滑走量の増大をはかっていった

　スタビライゼーションスプリントを使用し，下顎を中心位に誘導し，その位置から左右側方運動の練習を行い，まず関節窩内での咀嚼運動の練習を行っていった．スプリントの咬合面を滑るように側方運動の練習を行うことにより，徐々に側方運動距離が増大し，左右側方運動がスムーズになってきた．

　スプリント装着2カ月後には下顎中心位も安定し，開閉口運動，咀嚼運動も自然に行われるようになった．それに応じて大開口しても顎が外れることはなくなり，何でも食べられるようになった（図23c〜f）．

　あるとき，きれいな洋服で挨拶に来られ，「今から6年ぶりに友人と歌舞伎をみに行くのよ，先生あきらめなくてよかった」と言われ，胸にこみあげてくるものがあった．顎関節治療に携わってよかった．

図23 症例4

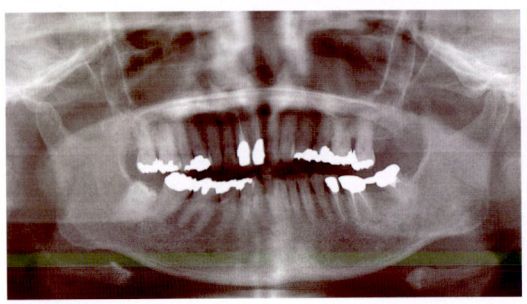

a：初診時のパノラマX線写真．右側顎関節の脱臼を認める

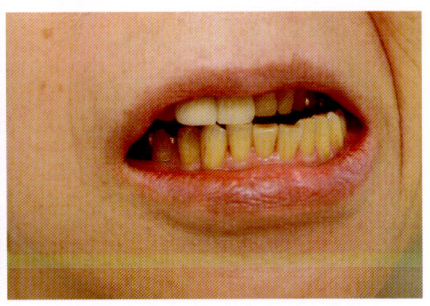

b：初診時の顔貌写真（咬合状態）．右側の顎関節脱臼は，左側顎関節滑走障害を右側の下顎頭が代償することにより，ハイパーモビリティをきたし，顎関節靱帯が弛緩したものと考えた

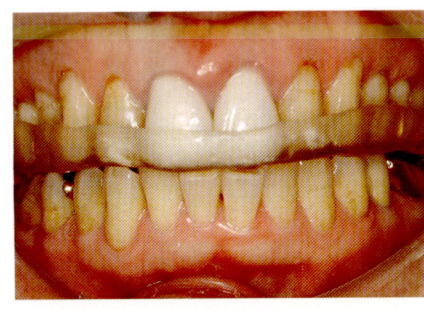

c：スプリント装着2カ月後の下顎中心位．顎位も安定してきた

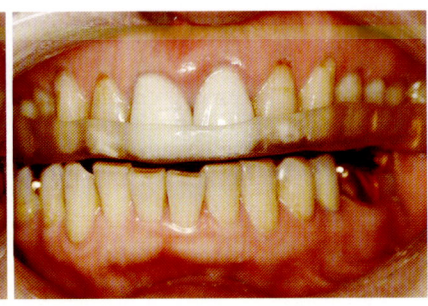

d：初診から2カ月後の右側側方運動．最初は全くできなかったが，スプリント上での練習にてスムーズになっている

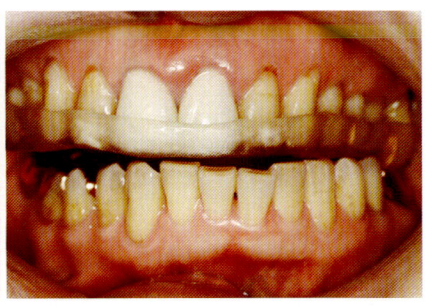

e：初診から2カ月後の左側側方運動．スムーズな側方運動が行われてる

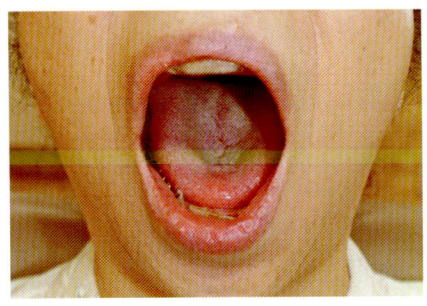

f：初診から2カ月後の大開口時．大開口時にも左右下顎頭は対称に滑走運動をし，まっすぐに開口できるようになった．顎が外れることはなく，何でも食べられるようになった

8 舌痛症，味覚異常を伴った顎関節症の1例

澁谷智明，和気裕之

症例

患者：49歳，女性．無職

主訴：① 顎が痛い（特に食事のときに痛く，口が開きづらい），② 舌が痛い，③ 味がわかりづらい

現病歴：
　きっかけは不明だが，約半年前より口が開きづらく，食事のときにも顎の痛みが出るようになり，その後も症状が改善しないため当院を受診

既往歴：整形外科（股関節痛），眼科（網膜剥離のため手術），貧血，低血圧
　アレルギー；風邪薬と鼻炎の薬で蕁麻疹

家族歴：父76歳にて肺ガンで死亡，母85歳，妹，夫49歳，子供なし

現症：
　右側顎関節部と咬筋部に開口時痛，硬固物咀嚼時痛，開口障害および圧痛あり．右側顎関節に開口時クリックあり
　開口量；有痛で36mm
　両側舌縁に軽度の圧痕あり（図24a）
　顎の症状の程度：VAS 90mm，日常生活支障度VAS 20mm
　舌痛は自発痛で，食事のときは改善
　X線検査所見；下顎頭，関節結節等に骨の変形は認めない（図24b,c）
　検査所見；カンジダ菌検査と唾液分泌量検査で異常なし
　血液検査；亜鉛が軽度低下（61ug/dl，基準値65〜110）

診断：① 右側顎関節症：顎関節円板障害＋咀嚼筋痛障害（MW分類TypeD），② 舌痛症（MW分類TypeA）他覚所見を認めず，③ 味覚異常（MW分類TypeB）亜鉛の欠乏はあるが，それだけで症状をすべて説明できない（図24d）

治療方針：
　心身医学療法（図24e），本人の自覚はないがTCHの是正指導，咬筋のマッサージ（平圧法），運動療法（関節可動域訓練）．
　亜鉛を含む食品（カキ，あわび，レバー，チーズ，煮干し，牛肉，ナッツ，抹茶，松のみ，ごま等）の食事指導と，内科へプロマック®の投薬を依頼する．

治療経過：
　1カ月後；顎関節症の症状は改善（特に咬筋の痛み）してくるも，まだ右側顎関節部に開口時痛と圧痛が残る．開口量36mm．この時点で患者は起床時に症状が強いことを

話したため，睡眠時のくいしばり（クレンチング）による顎関節の負荷を軽減する目的で，スタビライゼーションスプリントをセット（図24f）．装着は睡眠時のみと指導した．

3か月後；右側顎関節の開口時痛と圧痛は消失し，開口量40mm．舌の痛みと味覚異常も改善．以後定期的な経過観察を行っているが，各症状は落ち着いている．

考察

本症例は，心理社会的な影響を受けやすいいくつかの疾患を抱えていることから，何かのストレス（図24g）がかかると心身症（図24h）になりやすい方であると考えられた．

舌に圧痕もあることから，ストレスの影響でTCHや睡眠時のクレンチングが強くなり，顎関節，咀嚼筋や舌に力が入りやすくなったり，感覚が敏感になっていた可能性があった．

味覚異常に関しては，亜鉛の補給によって症状が改善したのか，心身医学療法の効果なのか，その両者なのかは不明である．

スプリントを使用する前も顎関節症の症状に改善傾向はみられたが，顎関節部の痛みの消失にいたらなかった．しかしながら，スプリントの使用後に顎関節部の症状が消失したことから，スプリントによって睡眠時のクレンチングによる顎関節部への負荷軽減の効果が大きかった可能性が考えられた．

スプリントはスタビライゼーションスプリントを使用したが，睡眠時に仰向けになると，下顎が後方に誘導される可能性がある．そのため，下顎の後方誘導防止のためにスプリントの前歯部舌側面に弱い斜面板を即時重合レジンで形成した．これはリポジショニングスプリントの斜面板よりも小さなものであるが，下顎が後方に誘導されることをある程度防ぐことができる．

以上より，本症例においては，睡眠時に使用したスタビライゼーションスプリントが有効であったと考えている．

第Ⅳ章 症例

図24 症例

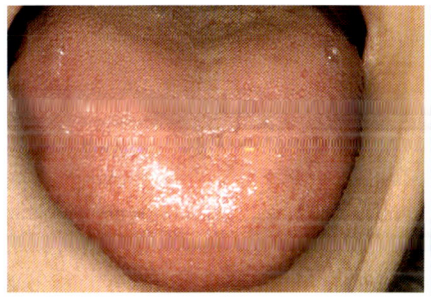

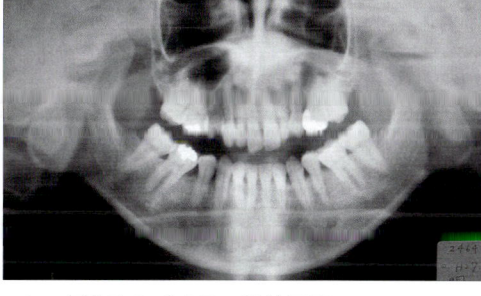

a：初診時の舌

b：初診時のパノラマX線写真

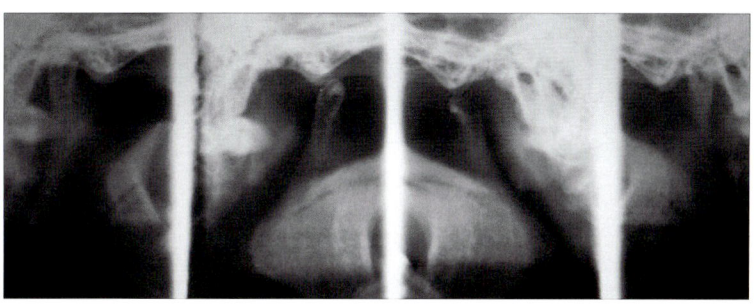

c：初診時のパノラマ4分割X線写真

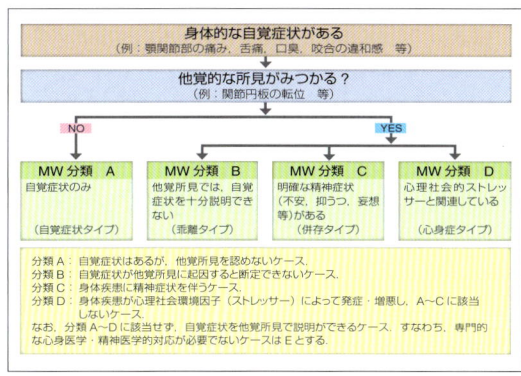

d：MW分類．患者の症状に心理・精神的問題の関与が疑われる場合，その専門的知識がなくても，その後の治療方針を誤らないために行うべき患者の評価・分類である（和気，2001[12]）

e：心身医学療法

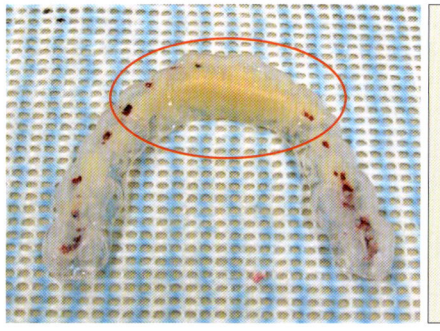

f：スタビライゼーションスプリント．前歯部舌側に斜面板をつけた

g：ストレス

h：心身症

119

9 リポジショニングスプリントの簡便な作り方

中沢勝宏

　リポジショニングスプリントは,以前はクローズドロックのマニピュレーション後に,関節円板の補足安定を目的として昼夜を問わず装着し続ける目的で考えられていた.
　現在では顎関節部を安静にする目的で,睡眠時のみ使用されるようになった.しかし,製作法と使用法が難しく,調節法を間違えると為害作用が強く現れるので,使いこなすには一定のスキルが要求される.この点をご理解いただいたうえで,比較的簡便な製作法を供覧する.

症例

患者：19歳,女性.大学生
主訴：開口時右側顎関節部の痛み（図25a～d）
既往歴,現病歴：中学生,高校生を通して吹奏楽部でクラリネットを演奏していたが,高校生のときに顎関節部に痛みが生じて中止した.その後,大学生になっても徐々に痛みがひどくなり,開口障害が生じた.近医にてスプリントを作ってもらったが改善せず,また顎関節症の専門医という所に通院したが改善しなかった.そのため近医に紹介されて来院した.
現症：開口時右顎関節部の痛み.
　圧痛；右顎関節部,右側耳介下部,右側内側翼突筋,右側胸鎖乳突筋
　自発痛；なし
　運動時痛；右側顎関節部痛
　下顎運動；右側顎関節部ロック気味
　パノラマX線写真；図25eのように左側下顎頭の劣成長が目立つ.そのほかには,特に異常はみられない
　CBCT所見；左側顎関節部は以前にDJDであった痕跡がみられる.すなわち,下顎頭の萎縮と小さな嚢胞状の吸収像がある.右側顎関節部は下顎頭頂部に現在進行形の吸収像がみられる.特に主訴の右側顎関節部は外傷によると思われるDJDがあり,早急の顎関節部安静が求められる（図25f,g）.
仮診断：右側顎関節部進行性DJD
治療：①運動療法,②理学療法（Lumix2™）,③スプリント療法（リポジショニングスプリント）,④食事療法とセルフコントロールの指導（第Ⅲ章48～56頁参照）
　①運動療法は右側顎関節部のマニピュレーションを行った結果,無痛開口量は3横指を超えた（図25h～j）.

② 理学療法は Lumix2™の星状神経節近傍照射を中心に，右側顎関節部に下顎頭直上と外耳孔を介して下顎頭に向けて照射した．この処置で痛みが緩解し，開口時の違和感がかなり緩解した．

③ 開口量が十分になったのでこの状態を維持し，DJD に罹患している顎関節部を保護し治癒促進のために，リポジショニングスプリントを装着する必要がある．

即時リポジショニングスプリント

装着を急ぐので，まずは簡易型の装置を準備することにした．上顎の印象を採り，即時のリポジショニングスプリントの準備をした．以下に，即時リポジショニングスプリントの製作手順を示す．

① 患者が待っている間にバキュームフォーマーでスプリントのフレームを作る．外形線は図 25k,l のように設定する．大きすぎれば違和感が増し，小さすぎれば安定感に欠けるので，経験的にこの形になった

② フレームを装着して安定性を確認し，関節を保護できる閉口位を確認する．通常は中心位閉口位の前方 3 〜 4mm（図 25m）

③ 硬化時間に余裕のある常温重合レジン塊を前歯部に乗せる（図 25n）

④ この塊をスプリントのランプ部の，おおよそ外形に整形する（図 25o,p）

⑤ このレジンが柔らかい間にフレームを口腔内に戻し，さきほどの閉口位で閉口させて，舌にてこの塊を前方に押しつけてもらう．ここでランプに下顎前歯の圧痕を付ける（図 25q,r）

⑥ 自然な閉口運動中に，下顎前歯がランプ部の前方斜面になるように角度を調節する（図 25s）

⑦ このまま硬化を待ち，ランプの形態を整える（図 25t,u）

⑧ ここで閉口させ，スムーズに下顎が前方に誘導されることを確認したあとに，臼歯部に常温重合レジンを盛り上げて閉口させて硬化を待つ（図 25v,w）

⑨ これを仕上げてリポジショニングスプリントにする（図 25x,y）

⑩ スプリントを閉口させて臼歯部のサポートがあることが必須なので，ごく薄い咬合紙で接触しているか否かのチェックが必要

⑪ 顎関節腔内部のトラブルが著しい場合には，臼歯部のレジンを添加しても，仕上げてチェックのときに再びサポートが失われている場合がある．そのときには臼歯部のサポートが得られるまで，何度でもレジンの添加を行う必要がある

⑫ 臼歯部のサポートをチェックする際には，患者の閉口筋を使用せず（患者に噛ませないで），術者が患者の下顎を閉口位に誘導する．患者が自分で噛むと下顎頭が上方に上がってしまうので，治療効果が得にくくなってしまうからである（図 25z）

図25 症例

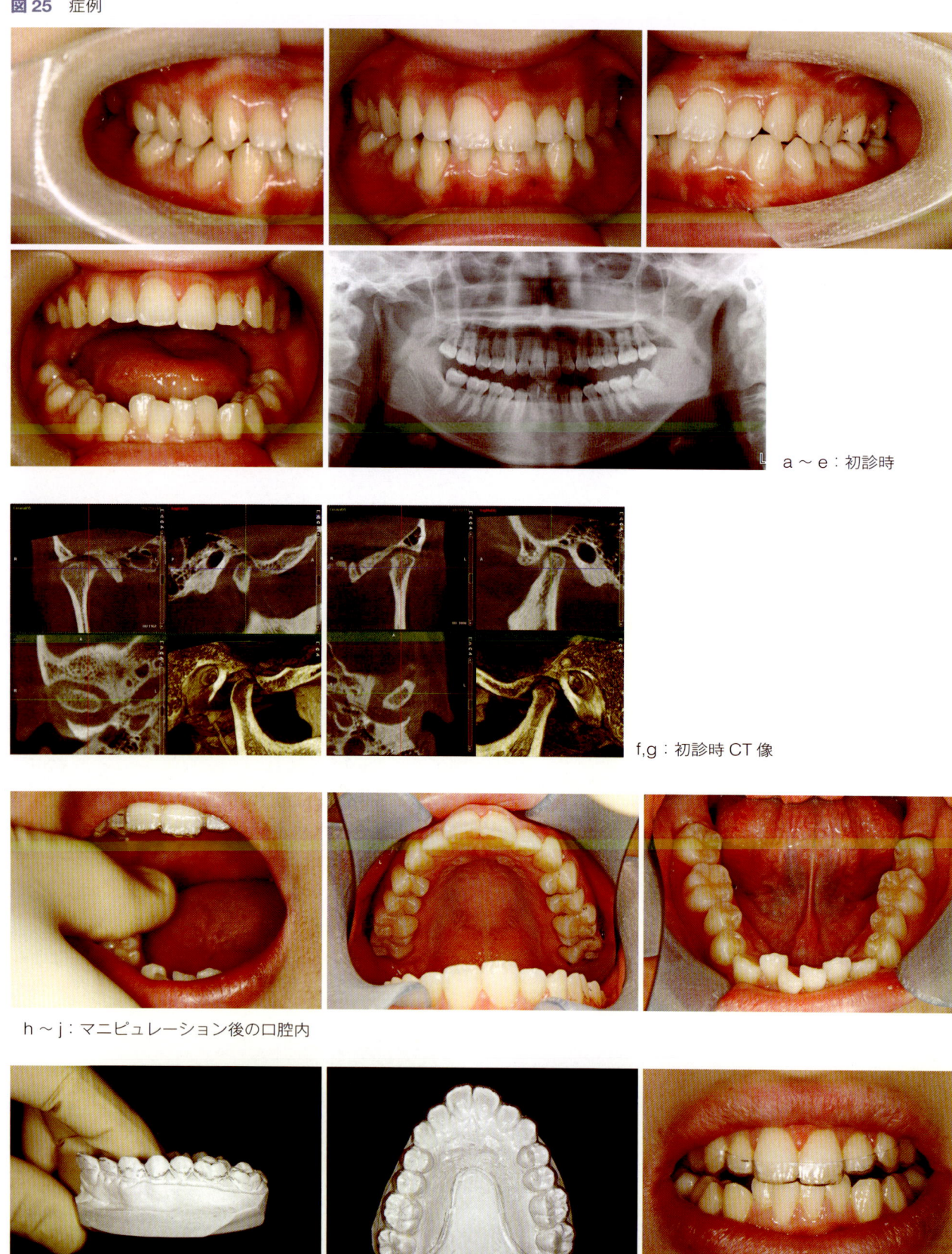

a〜e：初診時

f,g：初診時CT像

h〜j：マニピュレーション後の口腔内

k,l：外形線の設定

m：閉口位の確認

第Ⅳ章 症例

n：レジン塊を前歯部に乗せる

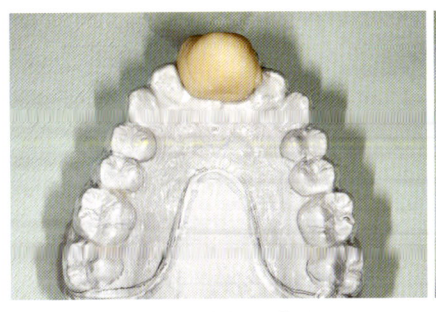

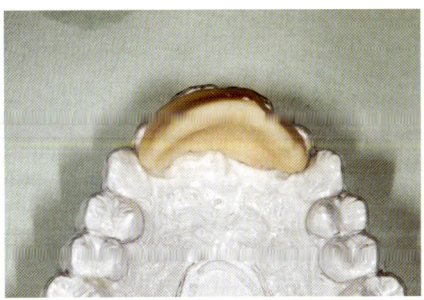

o,p：おおよその外形に整形

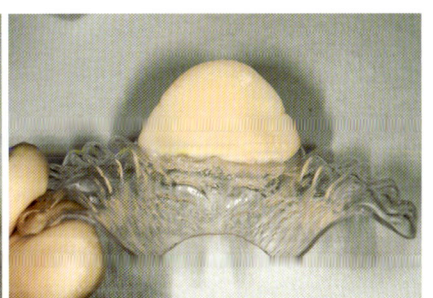

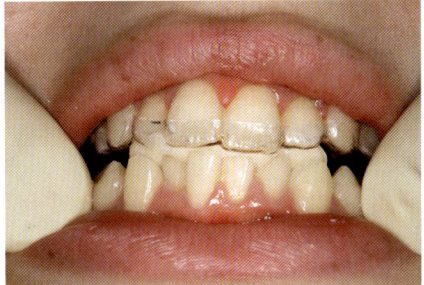

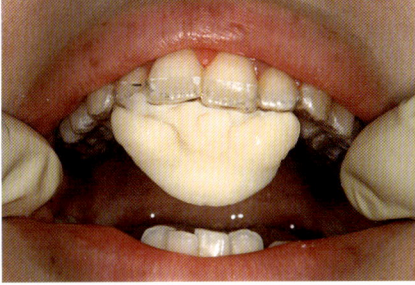

q,r：レジン塊が柔らかいうちに舌でレジンを前方に圧接してもらい圧痕をつける

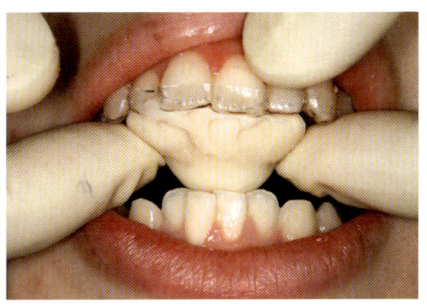

s：下顎を後方にしながら閉口しても，ランプ部斜面上に下顎前歯部がくるように角度の調節

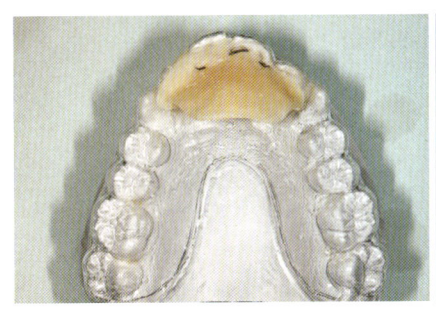

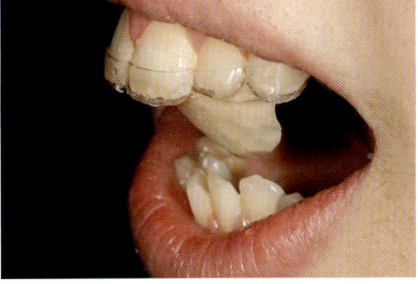

t,u：ランプ部の形態を整える

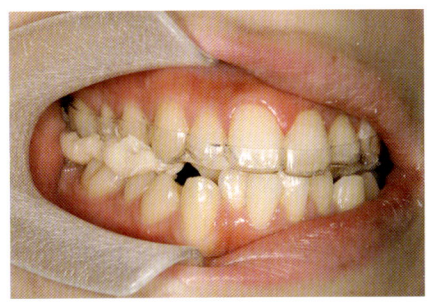

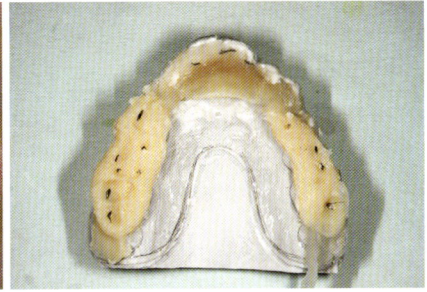

v,w：臼歯部にレジンを盛り上げ

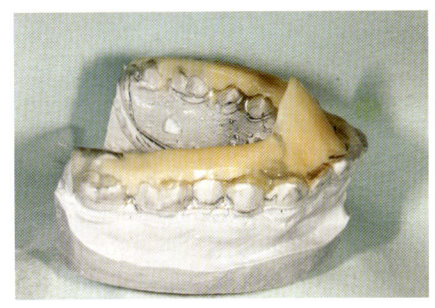

x,y：リポジショニングスプリントの完成

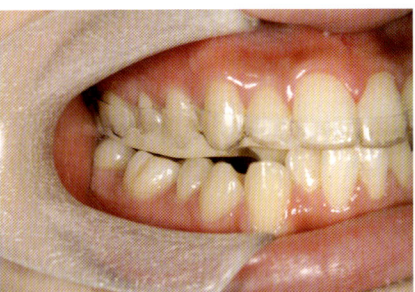

z：臼歯部のサポートをチェック

123

経過

　約1カ月後の経過観察時には痛みはほぼ消失し，開口障害も改善していた．しかし，DJDがあるので今後も長く診ていく必要がある．

　さらに，来院のたびにスプリントを正しく調整しておくと下顎頭などの骨吸収量と経過が観察できる．すなわち，左右どちらかの臼歯部のサポートが失われていたとするとDJDの例では反対側の下顎頭が短くなったことを意味するので，まだ吸収が進行中であることをモニターできる．

まとめ

　リポジショニングスプリントの緊急時の簡便な製作法について述べた．スタビライゼーションスプリントを使用していた症例のスプリントをリポジショニングスプリントに修正する際にも，同様のテクニックを用いることができる．

　筆者の経験では，スタビライゼーションスプリントよりもリポジショニングスプリントのほうが適応が幅広いと考えている．

文　献

1) 顎関節症臨床医の会編．顎関節症運動療法ハンドブック．医歯薬出版，2014．
2) 髙野直久．マニピュレーション，パンピング，洗浄療法．歯界展望別冊／臨床家が行う顎関節症のマネジメント．中沢勝宏ほか編．医歯薬出版，2001；95-106．
3) 髙野直久．パンピングマニピュレーションを行った症例．歯界展望別冊／臨床家が行う顎関節症のマネジメント．中沢勝宏ほか編．医歯薬出版，2001；170-177．
4) 本田公亮ほか．パンピングマニピュレーション施行後のスプリント療法に関する臨床的検討．日顎誌．2002；14：188-192．
5) Hasegawa Y, et al. Movement of the mandibular condyle and articular disc on placement of an occlusal splint. Oral Surg Oral Med Oral Pathol Oral Radiol Endod. 2011；112(5)：640-647.
6) Carraro JJ, Caffesse RG. Effect of occlusal splints on TMJ symptomatology. J Prosthet Dent. 1978；40(5)：563-566.
7) 佐久間重光ほか．咀嚼筋障害を主徴候とする患者に対するスタビリゼーションスプリントの有効性－ランダム化比較試験による検討－．日顎誌．2004；16：152-158．
8) Dao TT, et al. The efficacy of oral splints in the treatment of myofascial pain of the jaw muscles：a controlled clinical trial. Pain. 1994；56(1)：85-94.
9) Clark GT, et al. Nocturnal electromyographic evaluation of myofascial pain dysfunction in patients undergoing occlusal splint therapy. J Am Dent Assoc. 1979；99(4)：607-611.
10) Pierce CJ, Gale EN. A comparison of different treatments for nocturnal bruxism. J Dent Res. 1988；67(3)：597-601.
11) Okeson JP. The effects of hard and soft occlusal splints on nocturnal bruxism. J Am Dent Assoc. 1987；114(6)：788-791.
12) 和気裕之．顎関節症患者に対する心身医学的なアプローチ．顎頭蓋誌．2001；14：1-13

http://www.ishiyaku.co.jp/

顎関節症の運動療法の技法をコンパクトにまとめたハンドブック

顎関節症 運動療法ハンドブック

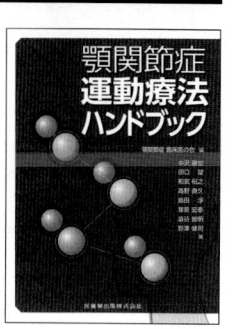

顎関節症 臨床医の会　編

中沢勝宏・田口 望・和気裕之・髙野直久・島田 淳・塚原宏泰・澁谷智明・野澤健司　著

まずは患者さんに触れてみましょう！

◆顎関節症は主訴や症状のバリエーションが多く，それに応じて対処法もさまざまです．歯科医師には来院した患者さんの主訴・苦痛を早期に解消することが求められており，臨床家のもつ多くの引き出しの一つとして「運動療法」は非常に有効です．

◆本書は，実際に顎関節症の治療に取り組んでいる執筆陣が，まず顎関節症の診査・診断のポイントを，ついで術者の行う運動療法と患者さん自身が行う運動療法の技法を供覧しながらhow toおよびテクニックを，目で見てわかる多数の写真と明解な解説でマニュアル化しました．さらに，自院における適応を具体的な症例を交えて解説，読んですぐに臨床に役立つ構成となっています．

◆付録として，問診票の書式見本，患者さんにお渡しする運動療法のマニュアルが付いています．

CONTENTS
第Ⅰ章 理学療法とは／第Ⅱ章 運動療法を行うまでに必要なこと／第Ⅲ章 運動療法の実際／第Ⅳ章 運動療法の応用／第Ⅴ章 まとめ／付 録

■A4判変型・88頁・オールカラー　■定価（本体6,000円＋税）　ISBN978-4-263-44415-3

医歯薬出版株式会社　〒113-8612 東京都文京区本駒込1-7-10　TEL.03-5395-7630　FAX.03-5395-7633

第Ⅴ章

まとめ

田口 望

スプリント療法は，わが国の医療保険において保険診療が認められており，最もポピュラーな可逆的保存治療として認知され，運動療法（歯リハ2）と並んで顎関節症の重要な治療法である．

また，これまでさまざまなタイプのスプリントの報告があり，過去にはその目的に，咬合の安定を図ることが言われていた時期がある．しかし，筆者らの顎関節症に対するスプリント療法の目的は，「顎関節への負荷の軽減」が主目的であり，決して咬合の安定化などではないことを，第一に念頭に置いていただきたい．

また，過去にスプリント療法でのEBMの概念による信頼できる研究は，ほとんどされていないのが実情である．それは，慢性関節疾患（整形外科領域にも共通する）がself-limitingな疾患であること，また痛みなどの症状感受性に個人差が大きく，病態も千差万別であり，術者の経験・スキルが大きく影響し，治療法選択においてもオーダーメイドの多彩な治療が要求されるため，薬剤のような画一的な比較検討が困難であることが，信頼できる研究がなされていない理由であると考えられる．過去におけるスプリント療法の検討では，各種病態に対してきめ細かなスプリント療法の対応がされておらず，またスプリントの形状・調整法等も定かでない状態での検討が，スプリント療法の明らかな効果を証明できていない理由としてあげられる．

スプリント療法は，経験豊富な医師の治療にはどこの科においても臨床経過・予後に歴然とした差があるように，スプリントの調整ひとつをとっても，経験というエビデンスでは表現できない何かが存在し，より効果的な調整法等を明らかにする必要がある．そのあたりを考慮せず，スプリント療法が顎関節症治療において効果が明らかでないという臨床家は，真の臨床を極めていないことを露呈しているにすぎない．

スプリント療法も考え方・選択法・使い方を正しく行えば，きわめて有用な治療法であり，スプリントを選択する要件として，その理想は，可逆的で非侵襲的，装着感に優れ，審美性と機能性を有することであり，スプリント療法の有効性を明らかにすることがわれわれの使命であると思っている．スプリント療法に対する考え方を**表1**に示す．

※6頁「お読みいただくにあたって」でも述べたように，非復位性顎関節円板転位であっても，リポジショニングスプリントは顎関節の負荷軽減にも効果があると考えている．そのような場合，「下顎前方整位型スプリント」が用途に合致している呼称であるが，本書では便宜的に「リポジショニングスプリント」で統一している

表1　スプリント療法に対する考え方

- スプリント療法については，いまだエビデンスに基づいた信頼できる研究報告がきわめて少ないのが実情であるが，調整法・適応症例の選択を正しく行えば，きわめて有用な保存的治療法である
- 症状・病態によりスタビライゼーションスプリントを中心に，リポジショニングスプリント・改良型ピボットスプリントを使い分ける
- 使用は睡眠時のみとし，顎関節構成体への負荷の軽減を主目的に適用していく（適応変化を期待する）
- 各種のスプリント療法・運動療法（理学療法）・セルフケアを，症状病態に応じて，選択適応していく
- 使用期間については，スタビライゼーションスプリントが3～6カ月，下顎リポジショニングスプリント・改良型ピボットスプリントは，症状がある程度改善されたらスタビライゼーションスプリントへ変更していく．ただし，睡眠時の噛みしめ・ブラキシズム防止を目的に，顎関節・歯・歯周組織への負荷の軽減をはかる場合は，スタビライゼーションスプリントのみ長期の使用もありうる

第V章　まとめ

　可逆的な治療法としてのスプリント療法は，その使用は睡眠時のみに限定することが重要で，昼夜使用すれば，咬合の不可逆的な変化をきたし，取り返しのつかない状態に陥ってしまう．これは，顎関節症の初期治療としての範囲を逸脱している以上に，必要のない咬合治療が必要となり，咬合調整とともに厳に慎まなくてはいけない．

　それではスプリント療法は，どのような症例にどういった目的でどういったスプリントを選択したらいいのか．スタビライゼーションスプリント，リポジショニングスプリント，改良型ピボットスプリントの3種のスプリントについて，その使用目的と適応症例を明らかにし，より簡便で効率の高いスプリントについてまとめてみたい．

　なお，第Ⅱ章では，ふりかけ法によるスプリントの製作の実際について詳細に解説したが，本項ではチェアサイドで簡便に製作できる別の方法について解説する．

スプリント療法の種類とその製作法

　スタビライゼーションスプリント，リポジショニングスプリント，改良型ピボットスプリントの3種のスプリントを，適応に従って使い分ける（**表2**）．

　本来スプリント製作は，前項であげたように間接法で行われるが，その工程は印象・咬合採得・咬合器装着・ふりかけ法によるスプリント製作・咬合調整・研磨までがスプリントの外形の完成である．その後，完成したスプリントをチェアサイドで患者の口腔内に装着し，最終調整して完成となる．この最初の技工段階は，自院の技工室で製作し

表2　スプリントの種類による適応病態

スプリントの種類	適応病態
スタビライゼーションスプリント	咀嚼筋痛障害 顎関節痛障害 復位性顎関節円板障害 ・開口初期クリック例 ・治療顎位（セラピューティックポジション）設定不可能な例 ・噛みしめなど顎関節への負荷が強い例 非復位性顎関節円板障害 ・徒手的関節円板整位術にてロック解除可能例 ・陳旧例で顎関節への負荷の軽減が必要なもの 変形性顎関節症 ・痛みあるも関節可動域の狭小を伴わないもの
リポジショニングスプリント	復位性顎関節円板障害 ・治療顎位（セラピューティックポジション）設定可能な例 非復位性顎関節円板障害 ・徒手的関節円板整位術にてロック解除可能例で引っかかり感の強い例
改良型ピボットスプリント	非復位性顎関節円板障害 ・徒手的関節円板整位術にてロック解除不可例 変形性顎関節症 ・痛み著しく関節可動域の狭小がみられるもの

凡例：
― 最も適応
― 適応
------ ときに適応

対応病態：
- 咀嚼筋痛障害
- 顎関節痛障害
- 復位性顎関節円板障害（開口初期クリック例）
- 復位性顎関節円板障害（開口中期クリック例）
- 非復位性顎関節円板障害（開口晩期クリック例）
- 非復位性顎関節円板障害（クローズドロック例）
- 変形性顎関節症

129

ていくこととなる．

　一方，直接法（口腔内模型より透明プラスチックシーネで，ベースプレートをあらかじめ製作しておく）で製作する場合は，口腔内（動く咬合器上）で下顎位の決定・調整を行うため，一番の基本となる術者の意図する下顎位への誘導が一瞬のうちにでき，左右の均等な接触関係を作ることも確実にできるため，だれが作っても効果の出るスプリントとすることが可能である．下顎位のズレなどの技工操作の欠点を，チェアサイドで直接法により行うことで，大幅に時間・労力・経費の削減となることが最大のメリットである（表3）．

　口腔内でのオストロン®Ⅱクリアピンク（以下，オストロン®と略す．ジーシー）によるスプリントの製作の利点は，表3のごとくで，術者の意図する下顎位への設定がきわめて容易なこと，製作までの時間が短縮できること，口腔内でオストロン®が硬化直前に噛みあわせの調整を行うため，左右のアンバランスを生ずる危険がほとんどなく，オストロン®が即時重合レジンのなかでは硬度が低く，早期に噛みあわせになじみやすいことなどが利点としてあげられる．欠点としては硬化時の発熱（注水にて対応可）がある．

　3種のスプリントのなかでも，スタビライゼーションスプリントは，その適応範囲も広く，顎関節症全症例に適応となる．

表3　スプリントを直接法で製作するメリット

　スプリントを口腔内に装着し調整することが一番重要であるが，間接法の場合，あらかじめ咬合採得にて採取した下顎位と完成品の間で微妙にズレを生じ，熟練した歯科医師が調整を行っても効果を発揮するスプリントにもっていくまでには，相当な熟練と時間を要する．

　しかし，直接法で製作する場合は，口腔内（動く咬合器上）で下顎位の決定・調整を行うため，一番の基本となる術者の意図する下顎位へ誘導することが一瞬のうちにでき，左右の均等な接触関係を作ることも確実にできるため，だれが作っても効果の出るスプリントとすることが可能である．この点が最大の違いであり，直接法の最大のメリットである．

【オストロン®を使用してスプリント製作する利点】
・好きな量を均等に練和できるため，全歯列に一気に均等に盛ることができる（筆でユニファスト®などの即時重合レジンを歯列に沿って盛っていくと，最初に盛ったところと最後に盛ったところとの硬化の程度に差を生じ，全歯列の均等接触が得られにくい）
・通常のレジンに比べ硬度が低い（軟らかい）ため，噛みしめやブラキシズムなどの咬合力で容易に削れていく
　⇒弱い顎に対しても，早期に均等な咬合接触を得ることができ（自動的に適合していく），調整が簡単である
・ベースプレート上に軽く圧挺するだけで，容易に一体化する
・操作性が容易で，完全硬化前に術者の意図する下顎位へ誘導し，硬化前に噛ませることで，均等な歯牙接触を容易に得られると同時に，前後左右へ顎運動することで均等接触を得られる

1) スタビライゼーションスプリントの簡便な製作法

装着は上顎で睡眠時のみの装用を原則とする．

① 口腔内でオストロン®を使用し製作していくために，まず上顎の印象後に普通石膏で口腔内模型を製作し，既製のプラスチックシート（歯科用咬合スプリント，0.8mm厚）をバキュームフォーマー（加熱・吸引装置付きスプリント製作器）にて製作する（図 1a～f）．

② 口腔内模型に圧接されたベースプレートを取り出し，外形線を印記しフィッシャーバーで製作する（図 1g～i）．

③ 口腔内に装着し適合がよいことを確認後，患者をリラックスさせて，中心位へ下顎を誘導できるように練習する．どうしてもうまく誘導できないときは，開閉口を繰り返し行わせ，習慣性閉口路を自覚させ，そこで噛ませる（図 1j, k）．

④ オストロン®を適量（梅干し大．多すぎると後の切削するレジンの量が多くなり失敗の原因となるので，むしろ少なすぎるほうが結果はよい．また，少なすぎたときはつぎ足せばよい），やや硬めに練和し，歯列の大きさに合わせて馬蹄形に薄く伸ばす．特に辺縁部は，薄くするのが肝要である（図 1l～n）．

⑤ やや硬めに練和したオストロン®を口腔内で直接，上顎咬合面部に2mm程度の厚さで盛り，ベースプレートの上に圧挺する．圧力を加えなくても軽く押さえるだけで，ベースプレートと簡単に付着する．そして，咬合面部の形を馬蹄形状に指で薄く整える（図 1o）．

⑥ 硬化する前に中心位でそっと噛ませ，完全硬化前に，噛んだ状態で前後左右に顎運動させる．すると容易に全歯列が均等に接触するスプリントの概形ができあがる．実は，ここが一番のポイントで，前後左右の全歯が生体の動きのまま均等に接触させることができる．この接触状況を間接法で製作し調整を行った場合，その調整に熟練した歯科医師が行っても，かなりの時間を要する．しかし，口腔内で行えば，硬化までの数分で完了する．これは，ポリマーとモノマーを練和したオストロン®が，全体均等の硬さで硬化してくるため，咬合調整等容易に行えると同時に，左右均等接触を瞬時に図ることができ，そこが効果の出るスプリントのゆえんである．筆積法の即時重合レジンは，積んでいく順に硬化するため，最初に盛ったところと後で盛ったところとでは硬化の程度に差があり，直接法で咬合調整する段階で，その簡便さに大きな差が出る（図 1p～r）．

⑦ 完全硬化後，咬合紙で接触状況を再確認し，咬合した状況で再度前後左右へ顎運動させ，強く接触する部位を削合する．最終的に，前後左右抵抗なく顎運動できるようにし，下顎臼歯頬側咬頭頂を接触するように調整し，完成する（図 1s）．

2) リポジショニングスプリントの製作法

概形の製作は，スタビライゼーションスプリントと同じく，既製のプラスチックシート（歯科用咬合スプリント，0.8mm厚）によるベースプレートを製作する．

そこからは，スプリントを入れている間に，クリックのない関節円板が復位した状態を維持できる下顎位（セラピューティックポジション：治療顎位）にすることがポイン

図1　スタビライゼーションスプリントの簡便な製作法

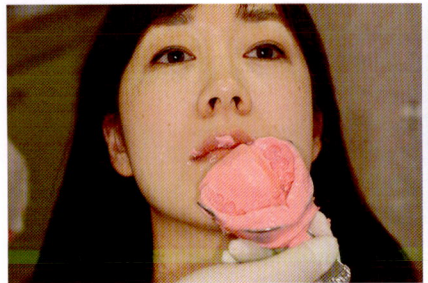

a：印象採得

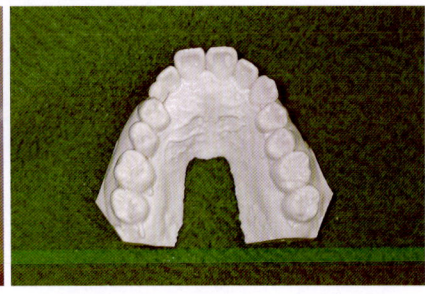

b：模型製作．口蓋部を削除すると吸引力が増し，よりきれいなベースプレートができる

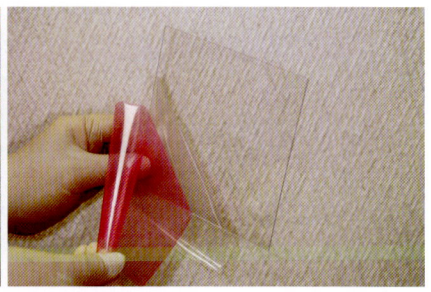

c：プラスチックシーネのフィルムを剥がす

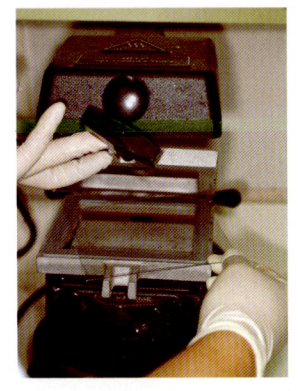

d：バキュームフォーマーにプラスチックシーネをセットする

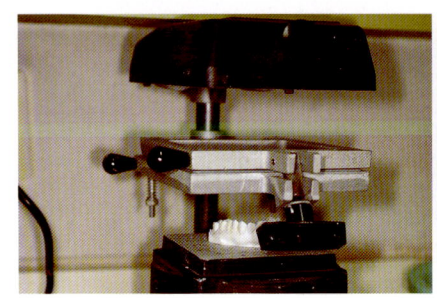

e：模型を中央にセットし，ヒーターの電源を入れる

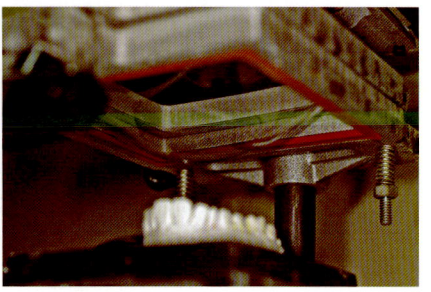

f：プラスチックシーネの中央部が，熱で3cm程度垂れ下がってきたら，そのシーネ部分を下までおろし，バキュームのスイッチを入れる

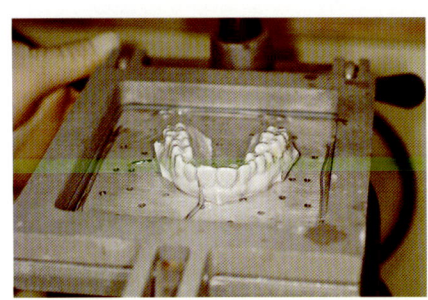

g：圧接されたプラスチックシーネ

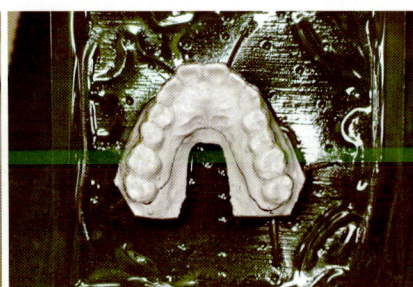

h：外形線の記入

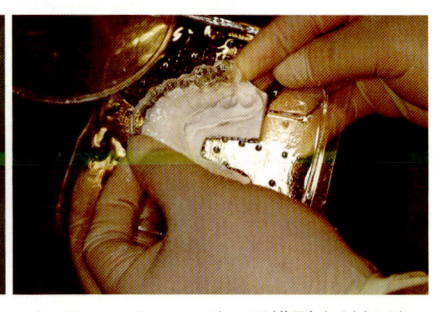

i：フィッシャーバーで模型より切り離す

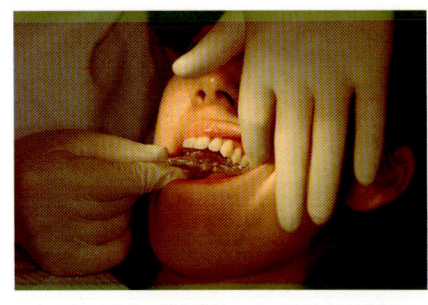

j：トリミング調整し，口腔内に試適

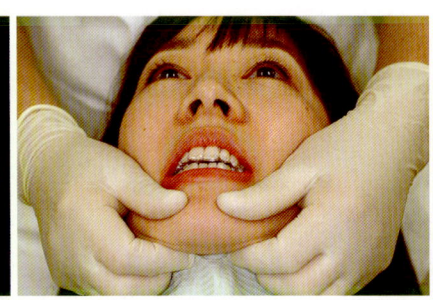

k：中心位への誘導の訓練

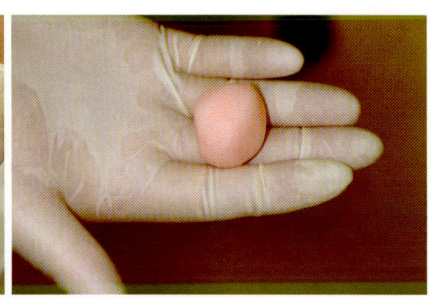

l：オストロン®を梅干し大にやや硬めに練和

第Ⅴ章　まとめ

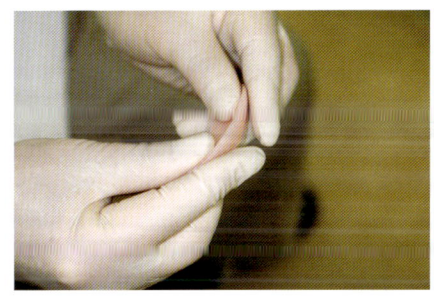

m：歯列の大きさに合わせて馬蹄形にのばす

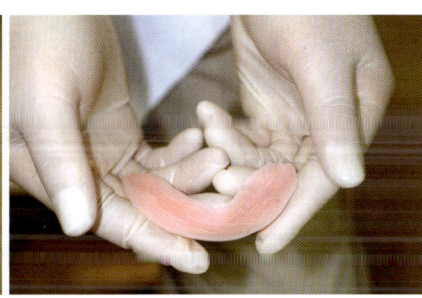

n：辺縁部を薄く成形する

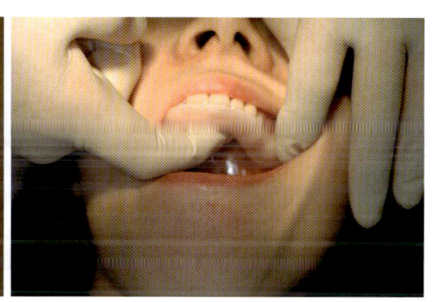

o：ベースプレートの上に成形したオストロン®を圧挺し，咬合面部を顎堤状とする

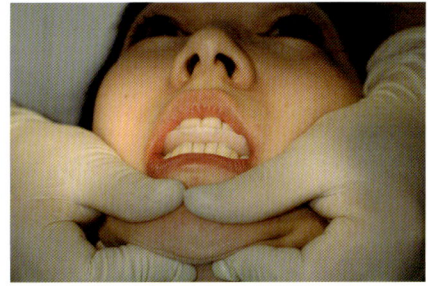

p：硬化する前に，全歯列を中心位（習慣性閉口路でも可）で接触させる

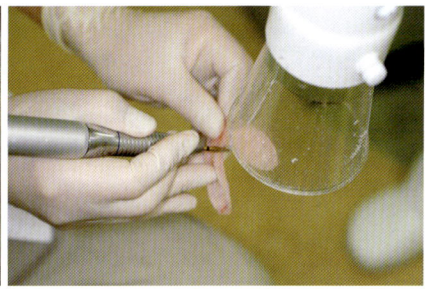

q：余剰レジンを削除し，スプリントの形状を整える

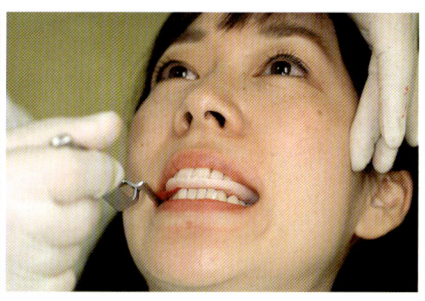

r：下顎臼歯部頬側咬頭頂のみで接触し，前後左右へ自由に滑走顎運動ができるようにする

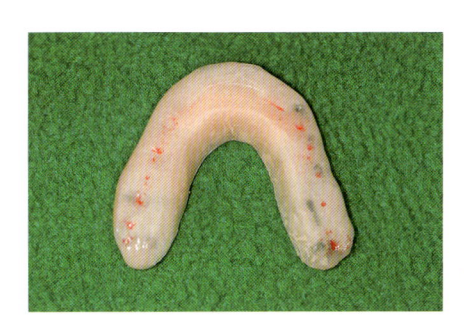

s：完成したスタビライゼーションスプリント

トである．スプリント装着中は関節円板を復位させるが，非装着時は復位することが目的ではなく，繰り返し使用することで関節円板の適応変化を図ることを，まずは患者にしっかりと理解してもらい，直接法で製作できるように訓練する（図2a～c）．

① 通法により，ベースプレートを製作し試適しておく（前項のスタビライゼーションスプリント製作法を参照）

② オストロン®を馬蹄形に練成し，ベースプレート上に盛り上げる．その際，下顎が後退位を取らないようにするための斜面板を前歯部に作るために，上顎前歯部口蓋側にレジンを多く集めておく（図2d）

③ 先に訓練しておいたセラピューティックポジションを，スプリント上に付与する．前方位でレジンをそっと噛ませ，その位置から開口してもクリックのないことを確認する．そして，オストロン®が硬化してくると発熱するので注水し，側方運動がある程度できるように調整して，リポジショニングスプリントを完成させる（図2e～j）

133

図2　リポジショニングスプリントの簡便な製作法

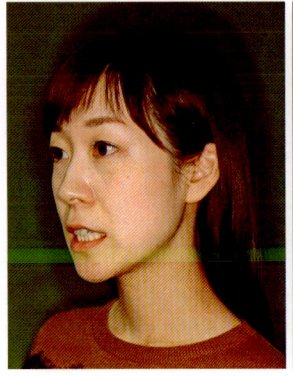

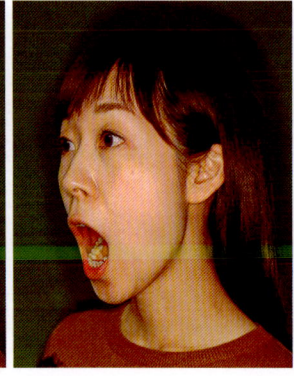

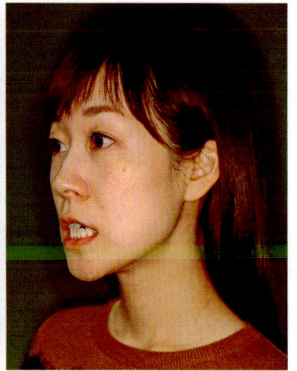

a～c：セラピューティックポジションを理解させ，訓練する

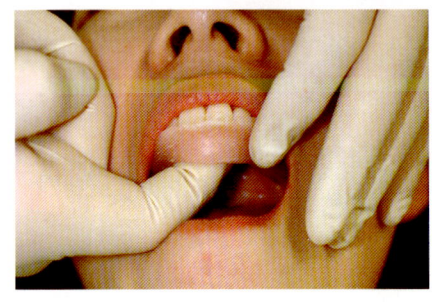

d：前歯部にレジンを多くし，下顎前歯を誘導する斜面板を製作する

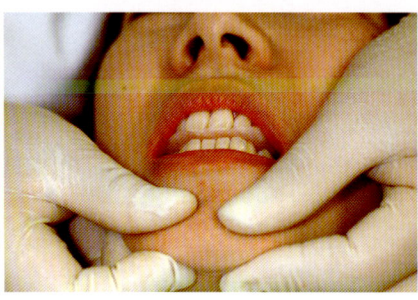

e：治療顎位でそっと噛ませる

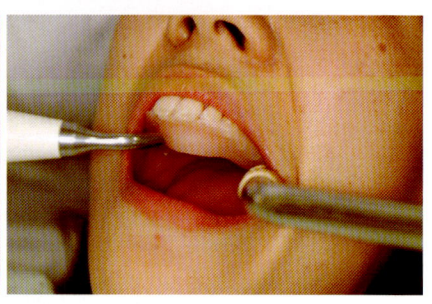

f：レジン硬化に伴う発熱に対し，注水する

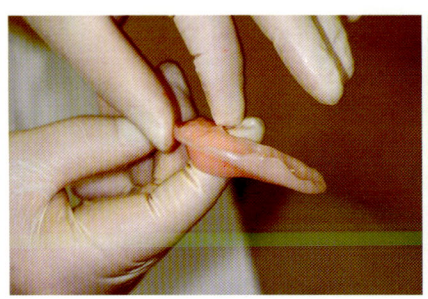

g：左右側方へ顎運動が障害されないように調整

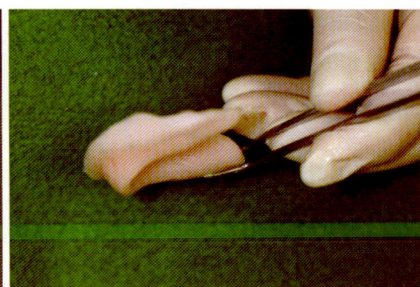

h：斜面板の状態

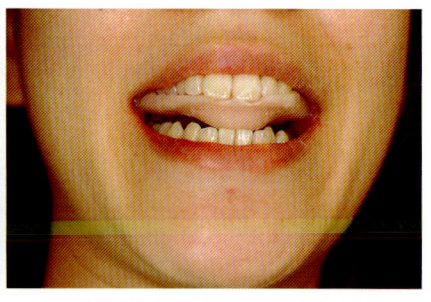

i：下顎最後退位から下顎前歯が治療顎位へ，斜面板により誘導されるよう調整する

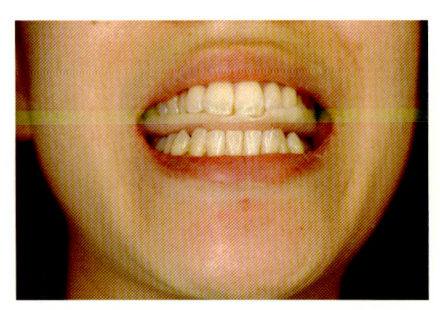

j：噛みしめに伴い，下顎は治療顎位へ誘導される．装着中はどのように動かしてもクリックのないことを確認する

3）改良型ピボットスプリントの製作法

　概形のベースプレート製作工程は同じであり，スタビライゼーションスプリントにテーブル型ピボットを付与してもよいが，症例によっては下顎が後退位を取らないように，習慣性閉口路へ誘導する斜面板を付与するように製作することもある．

① スプリントの患側最後臼歯部に筆積用即時重合レジンを一滴盛り，後方から前方へ向かっての斜面となるよう，筆で調整する（図 3a 〜 c）

② 口腔内へ装着し，患側小臼歯部に小折ガーゼ 1 枚を噛ませて閉口させる（図 3d）

③ そのスプリントを口腔内から取り出し，なだらかな斜面に調整し，咬合時に患側下顎最後臼歯の遠心咬頭を支点として患側下顎頭が牽引されるように，テーブル型ピボットを調整する（図 3e）

④ テーブル型ピボットの高さは，スプリント最後縁部で 1.5mm 程度で，その斜面の長さは，前方へ 10mm 程度が効果的である（図 3f 〜 h）

⑤ その状態で噛みしめたとき，睡眠時の噛みしめ時の力で患側下顎頭は前下方へ牽引され，使用に伴って徐々に開口域は増していく．装着時に噛みしめたときに，いかなる場所にも痛みがないことを確認する（図 3i）

各スプリントの適応症とそのポイント

1）スタビライゼーションスプリント（表 4）

　スタビライゼーションスプリントの適応は，まず第一に咀嚼筋痛障害を主徴候とする症例，顎関節痛障害を主徴候とする症例や，顎関節円板障害を主徴候（主に開口初期クリック例）とする症例，変形性顎関節症を主徴候とする症例などで，その応用範囲は広い．その使用の主たる目的は，睡眠時の噛みしめ等に伴う顎関節構成体への負荷の軽減である．

　TCH 等で噛みしめを意識させないように指導しても，睡眠時は無意識に睡眠周期のノンレム睡眠からレム睡眠への移行期に噛みしめるため，場合によっては顎関節に異常な負荷がかかり，関節円板の前方転位を助長し引っかかりが強くなったり，咀嚼筋に過大な負荷を生じ，トリガーポイントの形成に関与するなどのケースがある．そういったケースには，スタビライゼーションスプリントは有効である．

2）リポジショニングスプリント（表 5）

　本スプリントは，関節円板の位置的形態的異常に起因した症例（復位性顎関節円板障害）※に適用される．特に関節円板が前方転位をきたし復位性顎関節円板障害を呈する症例で，治療顎位設定可能な症例に有効である．また，復位を伴わない顎関節円板前方転位（クローズドロック）例で，徒手的関節円板整位術にて復位可能となった症例にも適応となる．

　基本的に本スプリントの考え方は，スプリントを装着している睡眠時の 8 時間前後は，下顎窩内における損なわれた下顎頭と関節円板の位置的関係を改善させ，位置的・形態的異常のある関節円板を徐々に適応変化させ，よりスムーズな顎運動を獲得することで

※下顎が睡眠時に後方へ落ち込みやすく，関節円板後部結合組織の圧迫をきたしやすい症例

図3 改良型ピボットスプリントの簡便な製作法

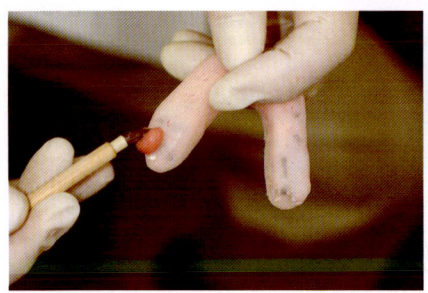

a：通法に従い，スタビライゼーションスプリントが完成後に，患側最後臼歯部に即時重合レジンを盛る

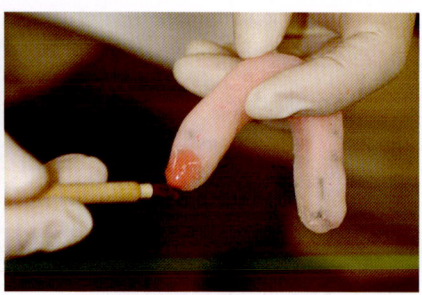

b：患側の後方部が厚く前方に向かって斜面状に調整する

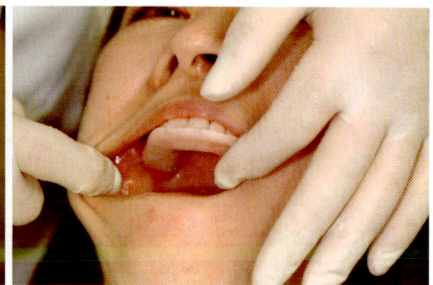

c：口腔内に装着

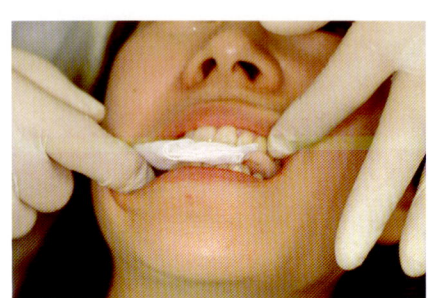

d：最後臼歯部に盛ったレジンが硬化する前に，小折ガーゼを小臼歯部に噛ませる

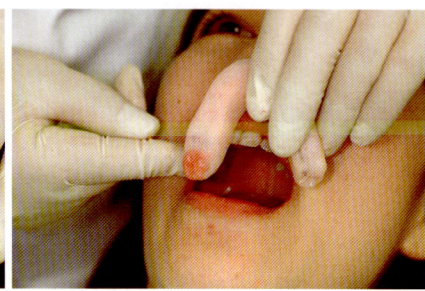

e：最後臼歯部が盛った即時重合レジンに印記されるのを確認

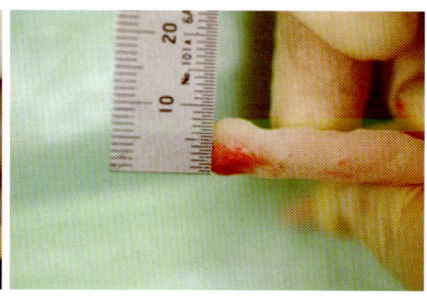

f：最後部の厚さ1.5～2.0mmで前方に向かって斜面となるよう調整（テーブル型ピボット）

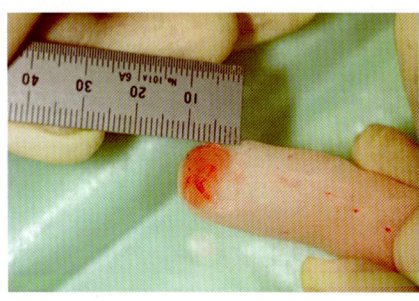

g：咬合面からみたテーブル型ピボット．約10mm．下顎最後臼歯遠心咬頭がテーブル型ピボットに閉口時最初に接触し，そこを支点として患側下顎頭が牽引されるよう調整

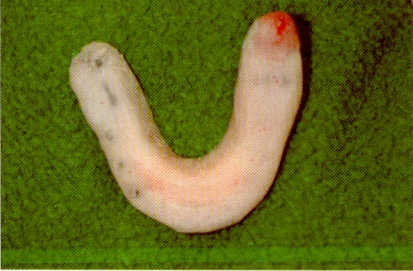

h：改良型ピボットスプリント完成

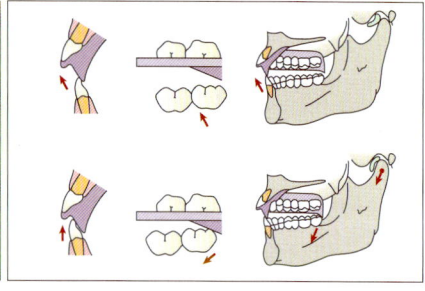

i：改良型ピボットスプリント型の力の加わり方

　ある．しかし，近年ではその有効性に対し，疑問視する声もある．それは，関節円板と下顎頭との位置的関係を改善（正常化）させるための装置と考えるからである．
　筆者らの考え方はそうではなく，先にも述べたように本スプリントを睡眠時のみの使用とし，夜の6～8時間，関節円板と下顎頭の位置的状態を正しく保つことで，顎関節構成体の適応変化を期待し，クリックは残存するものの，よりスムーズな顎運動を獲得し，日常生活に支障のない範囲へもっていくことを目的としている．よって，関節（雑）音の消失や下顎窩内における下顎頭の位置を正しくすることは治療の目標ではないことを，患者にもしっかりと認識してもらうべく，インフォームド・コンセントしなくてはならない．
　一方，開口終末域でクリックを有する症例（開口晩期クリック例）では，治療顎位の

第V章　まとめ

表4　スタビライゼーションスプリントの適応症とそのポイント

【適応症】
咀嚼筋痛障害：筋障害に関連した症状をもつもの（顎関節症Ⅰ型）
顎関節痛障害：顎関節部に痛みを訴えるもの（顎関節症Ⅱ型）
復位性顎関節円板障害：開口初期クリック例（顎関節症Ⅲa型）
変形性顎関節症：関節変形部への負荷を軽減できるもの（顎関節症Ⅳ型）
プラセボ効果が期待できるもの

【ポイント】
使用は睡眠時のみとする
咬合の安定化という目的では使用しない
装着中は，噛んだ状態で前後左右自由に何の障害もなく運動できるようにする
顎関節構成体への負荷の軽減を目的とする
・咀嚼筋や関節包・靱帯に対しては，スプリントを入れて噛んだときに，障害を受けている部位と違う部位が緊張し，障害部への負荷を減らすことを目的とする
・関節円板の各種障害に対しては，関節円板後部結合組織への負荷を軽減し，関節円板の適応変化を期待する
・変形した下顎頭に対しては，噛みしめ時に下顎頭への負荷を軽減する
筆で盛る即時重合レジンは，全体が一度に盛れないため，順次筆積法で盛っていくと，治療顎位等で噛ませた場合にレジンの硬さが均一でなく，左右均一な接触状況を得るのが困難なことがある．また，間接法においてアクリリックレジンで製作すると，微妙な変形をきたし，調整に手間取る．一方，オストロン®の即時重合レジンは硬さが均一で，硬化するのも全体同時であるため，生体の動く咬合器上で調整するようなもので，きわめて均一に術者の意図する下顎位へ短時間に容易にもっていける
多少調整がうまくいかなくても，数日のうちに自らの噛みしめ力で均等接触が得られる（オストロン®の即時重合レジンの硬度が，他のレジンに比べて軟らかいので，自分の噛みしめ力・歯で削られる）

表5　リポジショニングスプリントの適応症とポイント

【適応症】
関節円板前方転位例でセラピューティックポジション（治療顎位）の設定可能なもの（復位性顎関節円板障害の開口中期クリック例）
夜間睡眠時に下顎が落ち込み，関節円板後部結合組織の圧迫をきたしやすい症例
クローズドロック例で，マニピュレーションにてロック解除できたもの（ロック解除でき関節円板が復位可能となったら，その直後に本スプリントを装着して食事や歯磨時を除く約24時間入れておくと，再ロックせずに予後が良好なケースが多い．その後は通常通り睡眠時のみの使用とする）（非復位性顎関節円板障害のロック解除可能例）

【ポイント】
使用は睡眠時のみとする
関節円板の整位を目的とはしない．使用中は関節円板が整位するが，それは関節円板の適応変化を期待し，引っかかりが強い症例では引っかかりをなくし，円滑な顎運動が可能となることを目的とする．よって，関節（雑）音を消失させることは目的にしない
漫然と長期の使用は厳禁とする．たとえ睡眠時のみの使用としても，2カ月以上の使用はしない．削合調整し，スタビライゼーションスプリントへ変化させていく

設定が困難なため，適応ではない．すなわち，閉口時下顎を切端より前方へもっていかないと治療顎位とならないためで，睡眠時にそのような下顎位を維持することは不可能であるためである．

また，一般集団における関節（雑）音を有する頻度は高く，関節（雑）音単独の場合で痛みや引っかかりなどの自覚症状がない場合は，積極的な治療を行わずストレッチなどのセルフケアにて経過観察していくことが重要である．

そのためには，セラピューティックポジション（治療顎位）を患者さんに理解してもらうことが必要となる．本人に関節円板が前方転位しないように閉口することを指示し，すなわちクリックが出ないように下顎をやや前方位で閉口させる．そして，関節円板と下顎頭の正しい位置的関係を維持しながら，数回繰り返し開閉口をさせ，その最後方限界の下顎位をセラピューティックポジション（治療顎位）といい，その下顎位をスプリントに付与するのが，リポジショニングスプリントである．その位置・感覚をしっかりと自覚させ，口腔内で直接法にてスプリントを製作していく．

3）改良型ピボットスプリント（表6）

関節円板の異常に起因した症例のなかで，復位を伴わない前方転位例（クローズドロック）でロック解除不可能の症例や強い痛みを示す症例に対しては，保存的治療に苦慮することが多く，スタビライゼーションスプリントなどのスプリント療法も劇的な治療効果は期待できない．また，痛みを伴った変形性顎関節症にも，同じく保存療法を施しても，なかなか症状が軽快しないことがある．

このような症例に対しては，薬物療法，運動療法，スプリント療法（ピボットスプリント）を有効に組み合わせ，関節の可動域の拡大を図り，症状の改善を目指す．その場合のピボットスプリントは，従来の形状では確実性に乏しい．そのわけは，スプリントの使用が睡眠時が主体であることを忘れてはならない．すなわち，仰臥位で睡眠すると，下顎は重力により後退位を呈し，ピボットが意図するところで支点とならず，かえって顎関節に負担をかける結果となってしまうことがある．よって筆者は，より確実にピボットが支点となり，患側下顎頭が牽引されるスプリントを考案し，効果をあげている．その形状は図3h,iに示したとおりである．

それは，睡眠時の噛みしめ時に中心位より後退位にならないよう，上顎前歯口蓋部にランプ部を設ける．通常は習慣性閉口運動路上に設定する．テーブル型ピボットの付与の仕方は，スプリント上の患側下顎最後臼歯相当部に，即時重合レジンを1〜2滴盛り上げる．盛り上げたレジンが硬化する前に，小臼歯部あたりに小折ガーゼを噛ませる．患側下顎最後臼歯レジン盛り上げ部は，小折ガーゼの厚み分高くなっており，レジン硬化前に指にて斜面状に調整し，その高さは最後部で1.5〜2.0mmのテーブル型ピボット状とする．斜面状に調整されたテーブル型ピボットが，閉口時に患側下顎最後臼歯遠心部が支点となって，患側下顎頭が牽引されるようにさらに微調整する．

本スプリントを装着した状態で咬んだ場合，患側の関節痛は全く消失し，牽引された感じがあることを確認することが重要である．それにより開口域の増大が得られ，運動

障害の改善が図られる．

　最後に，スプリント療法は顎関節症の病態を理解し，その適応・使用法を正しく適用すれば（表7），きわめて有用な保存的治療法である．

　本書で示した製作法は，間接法・直接法のどちらも簡便で，より効果の高いスプリント療法を提供できるものであり，症例を重ねて調整法等のスキルアップが必要である．是非，本書を参考に明日からの臨床に生かしていただきたい．

表6 改良型ピボットスプリントの適応症とポイント

【適応症】
痛みを伴うクローズドロック例で，マニピュレーションにてロック解除不可のもの（非復位性顎関節円板障害）
痛みと運動制限を伴った変形性顎関節症症例
痛みを伴った開口晩期クリック例（開口終末にクリックを有するもの）（復位性顎関節円板障害の一部）

【ポイント】
使用は睡眠時のみとする
痛みと運動制限を伴った症例には有効である（関節可動域の狭小がみられるもの）．
まずは，習慣性閉口路にて下顎位を決定する．それは，睡眠時の装着のため，仰臥位で睡眠中に下顎が重力にて後退位をとり噛みしめたときに，ピボットが下顎患側最後臼歯遠心に確実に力がかかるように，習慣性閉口路へ誘導する斜面板を付与する．噛みしめ時には，ピボットにより患側下顎頭が前下方へストレッチされ，関節可動域の改善，痛みの改善が図られる

表7 病態別スプリントの選択

病態	スプリントの選択	運動療法
咀嚼筋痛障害	スタビライゼーションスプリント	<u>ストレッチ療法</u> <u>筋訓練療法</u> 自己牽引療法 マッサージ療法
顎関節痛障害		
・関節包・靱帯微細外傷	スタビライゼーションスプリント	<u>ストレッチ療法</u>，自己牽引療法
・復位性顎関節円板障害	スタビライゼーションスプリント リポジショニングスプリント	<u>ストレッチ療法</u>，自己牽引療法， 関節円板整位訓練
・非復位性顎関節円板障害	改良型ピボットスプリント スタビライゼーションスプリント	<u>徒手的関節円板整位術</u>，自己牽引療法
・変形性顎関節症	スタビライゼーションスプリント	<u>ストレッチ療法</u>，自己牽引療法
関節円板障害		
・復位性顎関節円板障害	リポジショニングスプリント（治療顎位設定可能なもの） スタビライゼーションスプリント（開口初期クリック例ほか）	<u>ストレッチ療法</u> 関節円板整位訓練
・非復位性顎関節円板障害	改良型ピボットスプリント（ロック解除不可例，関節痛顕著） スタビライゼーションスプリント（ロック解除可能例） リポジショニングスプリント （ロック解除可能例：引っかかりの強いクリックを伴うもの）	<u>徒手的関節円板整位術</u> 自己牽引療法
変形性顎関節症	スタビライゼーションスプリント （痛みあるも関節可動域の狭小を伴わないもの） 改良型ピボットスプリント （痛み著しく関節可動域の狭小がみられるもの）	<u>ストレッチ療法</u> 自己牽引療法

下線は術者の行う運動療法で，下線のないものは術者の指導により行うセルフケアをさす（顎関節症臨床医の会，2014[34]）

文 献

1) 日本顎関節学会編．新編　顎関節症．永末書店，2013．
2) Okeson JP. Bell's orofacial pains. Quintessence, 1995.
3) 日本歯科補綴学会．米国歯科研究学会（AADR）によるTMD基本声明に対する社団法人日本補綴歯科学会の基本姿勢．2010(http：//hotetsu.com/s/doc/aadr1.pdf)．
4) 矢谷博文．顎関節症と咬合との関係〜根拠に基づく考察〜．日歯医師会誌．2010；63(4)：37-44．
5) 田口　望．顎関節症はこうして治す－運動療法・スプリント療法入門－．永末書店，2007．
6) 日下隆一．理学療法の歴史．理学療法概論　第6版．医歯薬出版，2014；39-63．
7) 田口　望．これで解決，顎関節症はこうして治す　すぐできる診断法と治療の実際．永末書店，2011．
8) 顎関節症臨床医の会編．顎関節症運動療法ハンドブック．医歯薬出版，2014．

おわりに

　今回，顎関節症患者に対するスプリント療法をまとめた．

　私たち臨床医は，まず患者から医療面接で自覚症状（S）を聞き取り，診察と検査で情報（O）を集め，主に鑑別診断を行い総合的に評価（A）して仮診断を下し，治療方針（P）を立て，その後，患者へ説明し同意を得て，治療を開始している．そして，顎関節症と診断した患者は，さらに「咀嚼筋痛障害，顎関節痛障害，顎関節円板障害，変形性顎関節症」のどれに該当するかを判断する（重複するケースもある）．

　治療法は，医療面接を通して，病態説明，生活指導，治療方針の説明を行い，非ステロイド系抗炎症薬（NSAIDs）の投与，運動療法（開口訓練や自己牽引法等）や物理療法（マッサージ，レーザー等），スプリント療法，TCH の是正等の保存療法と，咬合治療や顎関節洗浄療法等の外科的治療法がある．私たちは，これらのなかから最も治療効果が高く，治療期間が短く，副作用が少なく，かつ経済的負担が少ない方法を選択する．

　ここで，すべての治療の背景にある医療面接は，「患者情報の収集・ラポール形成・治療への導入」の目的で行われるが，診断的な要素と治療的な要素が含まれている．これは，その後に行われる治療でも同様のことが言える．

　スプリント療法でも，術者と患者は，使用目的，効果，副作用，使用法，費用等について，時間をかけて話をする．すなわち臨床で，スプリント療法は，スプリントを装着する以前に，一定の効果が生じていると考えられる．その一方で，患者との信頼関係が築けなければ，効果が期待できないことが予想される．

　スプリントの作用に関する研究は，「顎関節腔の内圧の変化」「滑液の変化」「関節結節後方斜面の下顎頭からの負荷の変化」「咀嚼筋の血流の変化」等があり，今後も成果が期待される．しかし，臨床では，前述のようにスプリントによるこうした生体の変化が，患者の自覚症状の改善を約束するものではない．そもそもスプリントは，同じ製作者が同一の条件で製作しても再現性がなく，薬剤のような標準化はできないため，臨床研究に向かない要素を含んでいる．したがって，私たちはスプリント療法のエビデンスとナラティブの両方を理解しておく必要がある．

　現在，顎関節症は bio-psychosocial model として捉えるべきであるとされているが，スプリントも bio（生物学的）面からと psychosocial（心理社会的）面から，作用や効果を考えながら用いることが臨床では重要であろう．

　本書は，顎関節症の治療で多くの経験をもつ臨床医が力を合わせて執筆したが，必ずしも全く同じ考え方でスプリント療法を行っているわけではない．そして，臨床では，患者と医療者の1対1の関係と時間は唯一のものであり，ほかと比べることは難しい．読者が本書のなかから，各患者に臨床で応用できるものをつかみ取ってほしいと考えている．

　本書を医局の傍らに置いていただき，顎関節症で困っている患者さんと歯科医師の一助となれば幸いである．

和気裕之

著者一覧

中沢勝宏（中沢歯科医院）
田口　望（医療法人田口歯科医院）
和気裕之（みどり小児歯科）
髙野直久（髙野歯科医院）
本田公亮（兵庫医科大学歯科口腔外科学講座）
島田　淳（医療法人社団グリーンデンタルクリニック）
羽毛田　匡（羽毛田歯科医院）
塚原宏泰（塚原デンタルクリニック）
佐藤文明（佐藤歯科医院今戸クリニック）
澁谷智明（日立製作所京浜地区産業医療統括センタ）
野澤健司（野澤歯科顎関節研究所）

顎関節症 スプリント療法ハンドブック　ISBN978-4-263-46124-2

2016年6月10日　第1版第1刷発行
2019年6月10日　第1版第2刷発行

編　者　顎関節症臨床医の会
発行者　白　石　泰　夫
発行所　医歯薬出版株式会社

〒113-8612　東京都文京区本駒込1-7-10
TEL. (03)5395-7638(編集)・7630(販売)
FAX. (03)5395-7639(編集)・7633(販売)
https://www.ishiyaku.co.jp/
郵便振替番号　00190-5-13816

乱丁，落丁の際はお取り替えいたします　　印刷・教文堂／製本・愛千製本所
© Ishiyaku Publishers, Inc., 2016. Printed in Japan

本書の複製権・翻訳権・翻案権・上映権・譲渡権・貸与権・公衆送信権（送信可能化権を含む）・口述権は，医歯薬出版(株)が保有します．
本書を無断で複製する行為（コピー，スキャン，デジタルデータ化など）は，「私的使用のための複製」などの著作権法上の限られた例外を除き禁じられています．また私的使用に該当する場合であっても，請負業者等の第三者に依頼し上記の行為を行うことは違法となります．

JCOPY ＜出版者著作権管理機構　委託出版物＞
本書をコピーやスキャン等により複製される場合は，そのつど事前に出版者著作権管理機構(電話 03-5244-5088, FAX 03-5244-5089, e-mail : info@jcopy.or.jp)の許諾を得てください．